『**アート**』と『**サイエンス**』の
両面から深く学び理解する

香りの「精油事典」

Encyclopedia of essential oil fragrance

著
太田奈月
アクトインターナショナルスクール校長
IFAプリンシパルチューター

監修
ロジャー・ルッツ
漢方・薬用植物専門家

小平悦子
IFA元理事

はじめに

精油のSTORYから
アロマを選ぶ面白さ

　精油とのお付き合いは、ライフスタイルの中でこんな風に使ってみようと楽しむことから始まります。ティッシュに垂らしたり、お風呂にいれて楽しみながらアロマの魅力にはまっていく、とても楽しいときです。そして、そのように楽しんでいるうちに、アロマってなぜこんなときに役立つのだろうと知りたくなり、本格的に学び始める方も少なくありません。

　アロマテラピーの勉強は、液体となったエッセンシャルオイル

の化学成分とその薬理効果を学びます。プロになるためにはとても大切なことですが、効果効能が優先され、次第にアロマを学び始めた『この香りが好き！』という純粋な気持ちを忘れていってしまうこともあります。

　この本は、アロマ初心者の方には、アロマテラピーのさらなる奥深さを、アロマを学び始めて少しいきづまってきた方には、もう一度アロマって楽しむものだった！という感覚を取り戻していただきたいという思いでつくりました。

　そして、アロマ歴が長い方や、アロマのお仕事をされている方には、この本を通じて、精油と新たに再会したような気持ちになっていただきたいと思います。精油のストーリーは、精油を人物に例えるという、これまでにない自由でアーティスティックな表現を用いています。

　アロマセラピストの方には、お客様をドキドキさせられる魔法の言葉を使って、素敵な表現でアロマを伝える方法のヒントになればいいなと思います。

　また、アロマテラピーの最高峰資格、IFA国際アロマセラピストの資格試験にチャレンジされている方にはこの本が、何かをつかむきっかけになって頂ければ嬉しいです。

　私どもの学校は、イギリスに本部があるIFA国際アロマセラピス

トの認定校をしております。本書の監修にもIFAで日本人初の理事を務められ、現在試験官をされている、小平悦子先生と、漢方薬用植物専門家のロジャー・ルッツ先生にもご参加頂くことができました。ところでIFAの精油の選び方の1つに、アート&サイエンスという考えがあります。サイエンスとは、成分的な根拠から、その精油のもつ効能効果を把握し、クライアントの症状にあった精油を選びます。血行促進作用にもいろいろな成分があります。成分を%単位でしっかり把握することもIFA国際アロマセラピストとして必要なことです。

　そして、もう1つの考え方はアート。『この方はカモミールローマンみたいな雰囲気の方だな〜』とか『この人にイランイランの要素をプラスしたらもっと気持ちが楽になるのだろうに』といったインスピレーションは、セラピストなら誰しも一度は感じたことがあるのではないでしょうか？　私どもの学校の精油学では、『サイエンス』と同時に、この『アート』な感性の部分も大切に考えています。しかし、だからといって、根拠もなしに、なんとなく『あなたにはイランイランが必要です』ではクライアントも困ってしまうでしょう。そんな不確かな『アート』の部分を、精油が液体になる前の植物として生きていた頃の姿から、根拠をつけていきます。

　想像してみてください。イランイランが女性だったらどんな方でしょう？　やりたいことに蓋をしない欲望に忠実な女性、イランイ

ランには、それに近いイメージをもっている方が多いと思います。このイランイランの解放的なイメージはどこからくるのでしょうか？おそらくそれは、イランイランが南国育ちで、花びらを四方八方自由な方向に咲かせる姿から来るのでしょう。そして鼻にぬけるフルーティでフローラルな非日常を感じさせる香りは、思わず気持ちが陽気に開放的になります。

　普段のライフスタイルが、"自分さえ我慢していればまるくおさまる"と心にロックをかけている方に出会うと、このイランイランを隠し味でブレンドに加え、イランイランの植物の写真を見せながら、素敵な魔法の言葉で、『なぜあなたにイランイランを選んだか？』を心をこめて伝えます。こうしたカウンセリングによって、涙とともに、心が解放される瞬間をたくさんみてきました。

　トリートメントをするアロマセラピストだけに限らず、アロマにちょっと携わっている方や、これからアロマについて学んでみたいなという方にもアロマテラピーに使う、この「精油」という液体は、そもそも生きている植物の恵みのエッセンスからできているという本質的な部分を、この本を通じて感じていただけると嬉しいです。

Natsuki Ohta

CONTENTS

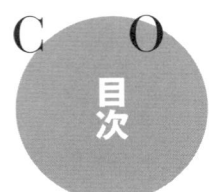
目次

はじめに〜精油のSTORYからアロマを選ぶ面白さ〜		2
本書の使い方		10
精油の抽出方法		12

「精油事典」55精油のアート&サイエンス

01		イランイラン	14
02		オレンジ	18
03		カモミール ジャーマン	22
04		カモミール ローマン	26
05		カルダモン	30
06		クラリセージ	34
07		グレープフルーツ	38
08		クローブ	42
09		コリアンダー	46

10		サイプレス	50
11		サンダルウッド	54
12		シダーウッド アトラス	58
13		シダーウッド バージニア	62
14		シナモン リーフ	66
15		ジャスミン	70
16		ジュニパー	74
17		ジンジャー	78
18		スイートフェンネル	82
19		スイートマジョラム	86
20		スパイクラベンダー	90
21		スペアミント	94
22		タイム	98
23		ティートリー＆カユプテ	102
24		ニアウリ	106
25		ネロリ	110

26		パイン	114
27		バジル	118
28		パチュリ	122
29		パルマローザ	126
30		プチグレン	130
31		ブラックペッパー	134
32		フランキンセンス	138
33		ベチバー	142
34		ペパーミント	146
35		ヘリクリサム	150
36		ベルガモット	154
37		ベンゾイン	158
38		ホーウッド	162
39		マートル	166
40		マンダリン レッド	170
41		ミルラ	174

42		メイチャン	178
43		メリッサ	182
44		ヤロウ	186
45		ユーカリ	190
46		ライム	194
47		ラバンジン	198
48		ラベンダー	202
49		レモン	206
50		レモングラス	210
51		レモン ユーカリ	214
52		ローズ アブソリュート	218
53		ローズ オットー	222
54		ローズゼラニウム	226
55		ローズマリー	230

おわりに	234
参考文献	237

本書の使い方

① 精油の基本情報
ここでは、アロマテラピーの資格試験に必須の項目となっている精油の基本的な知識について書いています。

② 精油の抽出方法
12ページを参照して下さい。

③ 植物としての特徴
ここでは、精油が液体になる前、生きている頃の植物の特色について書いています。どんなところで育ち、どんな姿や形をしているかについて説明しています。

④ 精油の特色
ここでは、精油の液体の色や、香りの特色についてあらわしています。

⑤ 精油の安全性
ここでは、この精油が起こす可能性のあるマイナスの作用について述べています。ここに書かれていることに注意して使用するようにしましょう。

⑧ 精神的アプローチ
ここでは、この精油を嗅いだとき、どんな気持ちになるのか、もちろん人によって感じ方はさまざまですが、心に対してどんな作用が期待できるのかについて書いています。

⑨ 身体的アプローチ
ここでは、この精油を植物油に希釈してトリートメントしたとき、体に対してどんな作用が期待できるのか、また、フェイシャルに使えるのか、肌に対してどんな作用があるのか、どんな風にこの精油をつかうとよいか、などについて書いています。

---

01 イランイラン Ylang Ylang

① 精油の基本情報

精油名	イランイラン エキストラ
学　名	Cananga odorata (Lam.) Hook.f. & Thomson 1855
科　名	バンレイシ科
原産地	フィリピン・マダガスカル
抽出部位	花
抽出方法	水蒸気蒸留法

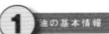

②

③ ──植物としての特徴
フィリピン、インドネシアなど東南アジアから、セイシェル、マダガスカル、コモロ諸島まで広く分布する熱帯樹木で、20mほどに生長します。美しい黄色の花を咲かせ、強く特徴的な香りを風に乗せて遠くまで漂わせます。近くで嗅ぐとりよい香りではありませんが、遠くから風に乗って運ばれる香りはすばらしいです。自由に巻き上がる花の形は「自由／開放」をイメージさせ、南国らしくのびのびと大らかで、どこかエキゾチックな雰囲気を醸し出しています。また、枝からうつむくように開くイランイランの花の姿は女性が男性を誘っている姿のようにも見え、セクシーです。

④ ──精油の特色
濃厚で甘く、華やかでフローラル＆トロピカルな香り。南国の花と納得の香り。エキストラは完熟バナナを思わせるフルーティで芳醇な香りで、サードは、ややスパイスが強くなり、クールなイランイランといった感じになります。

⑤ ──精油の安全性
敏感な肌を刺激する可能性があります。また、高い濃度で用いると頭痛、吐き気を催す可能性もあるため使用量に注意が必要です。

---

01 イランイラン Ylang Ylang

アロマテラピーの用途

⑧ ──精神的アプローチ
女性性を解き放ち、喜びや官能的な高揚感、安心感、受容性を与えてくれる香りです。催淫効果もあるといわれ、ロマンティックな雰囲気をつくるときの芳香浴にも適しています。

怒り、不安、ショック、パニック、イライラなど、さまざまな負の感情のしがらみから解放してくれます。

日本人が南国に行くと大胆な行動力がつくように、イランイランの香りはどこか遠く、南国に脳内旅行している気分にさせてくれ、いい意味で現実逃避をさせてくれ、非日常の気持ちとムードに浸らせてくれます。

軟膏クリームをつくって持ち歩き、ふと落ち着きたいときに使用するとよいでしょう。

⑨ ──身体的アプローチ
速い心拍数をスローダウンさせ、過呼吸や高血圧にもよいとされます。浅い呼吸を楽にするだけではなく、のどの炎症などを鎮めることも期待できます。

デコルテへのやさしいトリートメントがおすすめです。

ホルモン調節作用があり、女性系トラブルはもちろん、男性のインポテンツや不感症にも作用します。仙骨を中心とした骨盤へのアプローチがよいです。

ただし、催淫効果があるので、男性への仙骨アプローチは控えておきましょう。

フェイシャルでは、脂性肌・混合肌の皮脂分泌を調整してバランスをとってくれます。ラベンダーと1：1でブレンドオイルを使って、フェイシャルマッサージがおすすめです。

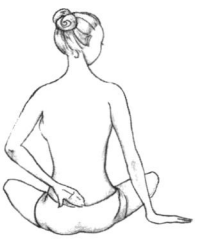

仙骨へのアプローチ

✤——主な成分（効能）／グリーンブレス

●イランイラン エキストラ
リナロール……12.90%
　鎮静作用、交感神経の興奮を鎮める作用、血流増加作用、抗鬱作用、中枢神経抑制作用、抗菌・抗真菌作用、抗炎症作用、局所麻酔作用
安息香酸ベンジル……7.80%
　神経バランス回復作用、鎮静作用、鎮痛作用、抗炎症作用、多幸感作用、抗鬱作用、精神的な痛みや不安の鎮静
パラクレソルメチルエステル……6.70%
　鎮痙作用、鎮痛作用、抗炎症、抗痙攣作用、セロトニン放出量調整作用、催乳作用、消化促進作用、ホルモン様作用
安息香酸メチル……4.50%
　鎮静作用、鎮痛作用、鎮痙作用、多幸感作用、精神的な不安の鎮静
β-カリオフィレン……4.00%
サリチル酸ベンジル……3.55%
コパエン……0.62%
その他

●イランイラン サード
ゲルマクレンD……21.46%
　抗アレルギー作用、抗炎症作用、消毒殺菌作用、弱い降圧作用
β-カリオフィレン……16.86%（抗炎症作用、抗アレルギー作用、消毒殺菌作用、弱い降圧作用）
α-ファルネセン……10.90%（抗アレルギー作用、抗炎症作用、イライラを鎮める）
酢酸ゲラニル……7.69%
　抗炎症作用、交感神経の興奮を抑え、イライラを鎮める
安息香酸ベンジル……7.29%
　神経バランス回復作用、鎮静作用、鎮痛作用、抗炎症作用、多幸感作用、抗鬱作用、精神的な痛みや不安の鎮静
リナロール……2.75%
その他

⑦

　イランイランは一番絞りの精油が最も高品質で、イランイラン エキストラの名前で知られています。イランイラン エキストラと、グレードの低いものとでは成分の比率も変わってきます。
　イランイラン エキストラは、花特有の甘さをもつリナロールとエステルを豊富に含むため、華やかで、トロピカル、フルーティな香りが鼻に抜けるのが特徴です。
　イランイラン サードはセスキテルペン類が多くなり、呼吸器や炎症には効果が高くなりますが、花らしさがなくなり、少しスパイシーさが出ます。サードだから必ず悪い、というわけではなく、成分を知って使い分けてみるとよいでしょう。

※イランイランにピッタリなあなたはこんな人
やりたいことに蓋をしない
欲望に忠実な女性

⑧

　周りから心配されながらも、やりたいことに自由にチャレンジしている女性と出会うことはありませんか？さまざまな趣味に取り組んだり、住みたいというだけで縁もゆかりもないエリアに引っ越したり、すてきな男性にどんどんアタックしたり…。周りの心配をよそに、本人はいたってハッピー。常に自分自身の中から湧き起こる欲望に忠実に、楽しいこと、おいしいもの、気持ちのいいことを優先して日々を生きています。セクシーなムードを漂わせ、性に対しても積極的に開放的です。
　イランイランはやりたいことをしなかったり、ましてや、やりたくないことを我慢してやるといったことさえ無縁の存在です。
　そんな姿を見ていると「私なんていろいろ我慢しているのに、なんだかズルい…」とジェラシーを感じたり、強欲でわがままというイメージをもつ人もいるかもしれません。でも、イランイランが求めているのは、金銭欲や虚栄欲ではありません。「心地よくなりたい」「おいしいものが食べたい」「満たされたい」「結ばれたい」といった、動物的な本能から湧き起こる欲求を何よりも大切にしているのです。
　人間である前にまず動物である私たちにとって、本能に素直になることは本来自然なこと。でも、仕事や今の置かれた環境を考えると、ついつい自分の欲望に蓋をして、しなくてもいい我慢をしてしまう人も多いのです。
　イランイランは、そんな「心の蓋」をそっと取り外し、原産地である南国へと導きます。自分を解放し欲望に素直になることで、いかに心と身体がいきいきと喜びに満ちあふれるかをイランイランの香りが教えてくれます。
　欲望に素直になる喜びを知ることで、やりたいことに蓋をして自分を我慢させていたのは、他ならぬ自分自身であったことに気づくでしょう。

＊

　自分らしくいることで最も輝くはずと思う女性がいます。そんな方には芳醇なイランイラン エキストラ バージンの香りで魔法をかけて？
　あなたらしくいることが原動力で最も美しい魅力を放つのに、抑えてしまうともったいないと思ってしまいます。イランイランはそんな眠っている潜在意識のハートに火をつけ、才能を開花してくれることでしょう。いい意味で、土足で入り込み埋もれている能力を掘り起こしてくれる積極性、見習いたいですね。

⑥ アイコン

精油のグループを表したアイコンです。

 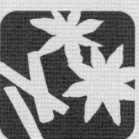
シトラス系　　フローラル系

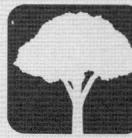 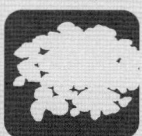
ハーブ系　　スパイシー系

ウッディ系　　バルサム系

⑦ 主な成分

ここでは、この精油を構成する主な化学成分とどのくらい入っているかの割合の目安と、それぞれの成分がもつ作用について書かれています。
※種類やメーカーによっても、成分の割合は異なります。

⑩ 精油のストーリー

ここでは、この精油を人物に例えるとどんな人になるのか、この精油を必要としている人はどんな人なのか、アートの感覚で想像をふくらませ、自由な発想で書いています。楽しみながら読んでください。

精油の抽出方法
★

現在行われている抽出方法は主に3種類あります。
同じ原料や植物でも抽出方法によって精油の成分や香りに違いが出てきます。

★　　　　　　　　**水蒸気蒸留法**〜水蒸気で蒸して芳香成分を得る　　　　　　　　★

　原料の植物を蒸留釜に入れ、蒸気を吹き込んだり、釜に入っている水を沸騰させたりして、その水蒸気で植物の芳香成分を気化させる。この芳香成分を含んだ水蒸気は、次に冷却管を通って冷やされる内に液化し、水と水に溶けない芳香成分の二層に分かれる。ここで上に浮いた芳香成分を、水と分離して得たものが精油である。多くの精油がこの方法で製造されるが、植物によっては熱と水にさらされることにより、本来の香りや成分が失われるため、この方法に適さない植物もある。

　尚、製造の際にできる水の中には水溶性の芳香成分が溶け込んでおり、この「水」を「**芳香蒸留水（フローラルウオーター）**」と言い、ローズウオーター、オレンジフラワーウオーター、ラベンダーウオーターなどとして利用されている。

★　　　　　　　　**圧搾法**〜圧力をかけて芳香成分を搾り取る　　　　　　　　★

　圧搾法は柑橘類の果皮から精油を得る時に使用される。昔は手で果皮を圧搾して、スポンジに吸わせ、回収していたが、現在では機械のローラーで圧搾し遠心法で分離して、低温で精油を得ている。低温で圧搾すると、熱による芳香成分の変化が殆どないので、自然のままの香りが得られるが、圧搾法で製造された精油は、原料植物の搾りカス等の不純物が混入する事もあり、変化しやすい成分が多く含まれるので、他の方法で製造された精油に比べ、精油自体の変化（劣化）が早いので注意が必要。

★　　　　　　　　**溶剤抽出法**〜芳香成分を直接溶かし出して得る　　　　　　　　★

　油脂吸着法に替わって利用され始めた方法で、石油エーテル、ヘキサンなどの揮発性の有機溶剤を用いる。溶剤釜に芳香植物を入れ、常温で溶剤に芳香成分を溶かし出す。花をはじめ、植物の中には天然のワックス成分などがあり、これも芳香成分と一緒に溶け出てくる。その後、芳香植物と溶剤を取り除くと芳香成分とワックス成分などが含まれた半固体状のものが残り、これを「**コンクリート**」という。次にエチルアルコールを使用して芳香成分を溶かし出し、ワックス成分などを分離した後、エチルアルコールを除き最終的に得られたものを「**アブソリュート**」と呼ぶ。

　ローズやジャスミンなど、繊細な花の香りを得るのには適した方法であるが、有機溶剤を使用するため、「アブソリュート」と「精油」を区別する考え方もある。また、主に樹脂などから上記の方法で芳香成分を取り出したものを「**レジノイド**」といい、レジノイドは芳香を持続させる保留剤としても使われる。

香りの
精油事典

★

55精油の
アート＆
サイエンス

Encyclopedia of essential oil fragrance

Art
&SCIENCE

01 イランイラン
Ylang Ylang

精油の基本情報

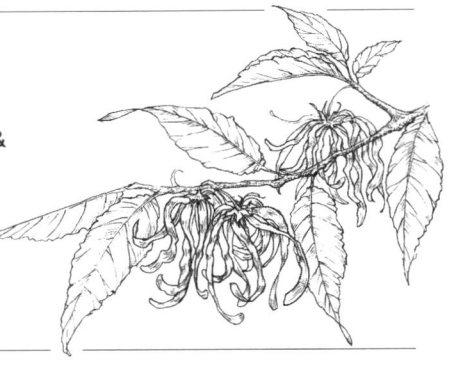

精油名	イランイラン
学　名	*Cananga odorata* (Lam.) Hook.f. & Thomson 1855
科　名	バンレイシ科
原産地	フィリピン・マダガスカル
抽出部位	花
抽出方法	水蒸気蒸留法

✣──植物としての特徴

　フィリピン、インドネシアなど東南アジアから、セイシェル、マダガスカル、コモロ諸島まで広く分布する熱帯樹木で、20m ほどに生長します。美しい黄色の花を咲かせ、強く特徴的な香りを風に乗せて遠くまで漂わせます。近くで嗅ぐとあまりよい香りではありませんが、遠くから風に乗って運ばれる香りはすばらしいものです。自由に巻き上がる花の形は「自由／開放」をイメージさせ、南国らしくのびのびと大らかで、どこかエキゾチックな雰囲気を醸し出しています。また、枝からうつむくように開くイランイランの花の姿は女性が男性を誘っている姿のようにも見え、セクシーです。

✣──精油の特色

　濃厚で甘く、華やかでフローラル＆トロピカルな香り。南国の花と納得の香り。
　エクストラは完熟バナナを思わせるフルーティで芳醇な香りで、サードは、ややスパイスが強くなり、クールなイランイランといった感じになります。

✣──精油の安全性

　敏感な肌を刺激する可能性があります。また、高い濃度で用いると頭痛、吐き気などを催す可能性もあるため使用量に注意が必要です。

✤──主な成分（効能）

●イランイラン エクストラ

リナロール……12.90%
　鎮静作用、交感神経の興奮を鎮める作用、血流増加作用、抗鬱作用、中枢神経抑制作用、抗菌・抗真菌作用、抗炎症作用、弱い局所麻酔作用

安息香酸ベンジル……7.80%
　神経バランス回復作用、鎮静作用、鎮痛作用、抗炎症作用、多幸感作用、抗鬱作用、精神的な痛みや不安の鎮静

パラクレソルメチルエステル……6.70%
　鎮痙作用、鎮痛作用、抗鬱作用、抗痙攣作用、セロトニン放出量調整作用、催乳作用、消化促進作用、ホルモン様作用

安息香酸メチル……4.50%
　鎮静作用、鎮痛作用、鎮痙作用、多幸感作用、精神的な不安の鎮静

β-カリオフィレン……4.00%

サリチル酸ベンジル……3.55%

コパエン……0.62%

その他

●イランイラン サード

ゲルマクレン D……21.46%
　抗アレルギー作用、抗炎症作用、消毒殺菌作用、弱い降圧作用

β-カリオフィレン……16.86%（抗炎症作用、抗アレルギー作用、消毒殺菌作用、弱い降圧作用

α-ファルネセン……10.90%（抗アレルギー作用、弱い降圧作用

酢酸ゲラニル……7.69%
　抗炎症作用、交感神経の興奮を抑え、イライラを鎮める

安息香酸ベンジル……7.29%
　神経バランス回復作用、鎮静作用、鎮痛作用、抗炎症作用、多幸感作用、抗鬱作用、精神的な痛みや不安の鎮静

リナロール……2.75%

その他

　イランイランは一番絞りの精油が最も高品質で、イランイラン エクストラの名前で知られています。イランイラン エクストラと、グレードの低いものとでは成分の比率も変わってきます。

　イランイラン エクストラは、花特有の甘さをもつリナロールとエステルを豊富に含むため、華やかで、トロピカル、フルーティな香りが鼻に抜けるのが特徴です。

　イランイラン サードはセスキテルペン類が多くなり、呼吸器や炎症には効果が高くなりますが、花らしさがなくなり、少しスパイシーさが出ます。サードだから必ず悪いというわけではなく、成分を知って使い分けてみるとよいでしょう。

01 イランイラン Ylang Ylang

アロマテラピーの用途

✤——精神的アプローチ

女性性を解き放ち、喜びや官能的な高揚感、安心感、受容性を与えてくれる香りです。催淫効果もあるといわれ、ロマンティックな雰囲気をつくるときの芳香浴にも適していいます。

怒り、不安、ショック、パニック、イライラなど、さまざまな負の感情のしがらみから解放してくれます。

日本人が南国に行くと大胆な行動力がつくように、イランイランの香りはどこか遠く、南国に脳内旅行している気分にさせてくれ、いい意味で現実逃避をさせてくれ、非日常の気持ちとムードに浸らせてくれます。

軟膏クリームをつくって持ち歩き、ふと落ち着きたいときに使用するとよいでしょう。

✤——身体的アプローチ

速い心拍数をスローダウンさせ、過呼吸や高血圧にもよいとされます。浅い呼吸を楽にするだけではなく、のどの炎症などを鎮めることも期待できます。

デコルテへのやさしいトリートメントがおすすめです。

ホルモン調節作用があり、女性系トラブルはもちろん、男性のインポテンツや不感症にも作用します。仙骨を中心とした背中へのアプローチがよいです。

ただし、催淫効果があるので、男性への仙骨アプローチは控えておきましょう。

フェイシャルでは、脂性肌・混合肌の皮脂分泌を調整してバランスをとってくれます。ラベンダーと1：1でブレンドオイルを使って、フェイシャルマッサージがおすすめです。

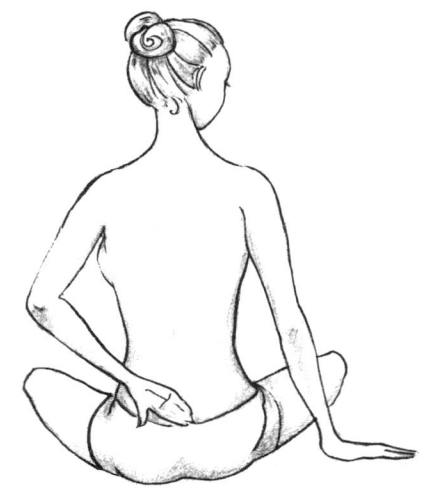

仙骨へのアプローチ

精油の STORY

＊イランイランにピッタリなあなたはこんな人

やりたいことに蓋をしない欲望に忠実な女性

　周りから心配されながらも、やりたいことに自由にチャレンジしている女性と出会うことはありませんか？　さまざまな趣味に取り組んだり、住みたいというだけで縁もゆかりもないエリアに引っ越したり、すてきな男性に次々にアタックしたり…。周りの心配をよそに、本人はいたってハッピー。常に自分自身の中から湧き起こる欲望に忠実に、楽しいこと、おいしいもの、気持ちのいいことを優先して日々を生きています。セクシーなムードを漂わせ、性に対しても積極的で開放的です。

　イランイランはやりたいことをしなかったり、ましてや、やりたくもないことを我慢してやるといったこととは無縁の存在です。

　そんな姿を見ていると「私なんていろいろ我慢しているのに、なんだかズルい…」とジェラシーを感じたり、強欲でわがままだというイメージをもつ人もいるかもしれません。でも、イランイランがもつ欲望の中には、金銭欲や所有欲はありません。「心地よくなりたい」「おいしいものが食べたい」「満たされたい」「結ばれたい」といった、動物的な本能から湧き起こる欲求を何より大切にしているのです。

　人間である前にまず動物である私たちにとって、本能に素直になることは本来自然なこと。でも、仕事や自分の置かれた環境を考えると、ついつい自分の欲望に蓋をして、しなくてもよい我慢をしてしまう人も多いものです。

　イランイランは、そんな「心の蓋」をそっと取り外し、原産地である南国へと導きます。自分を解放し欲望に素直になることで、いかに心と身体がいきいきと喜びに満ちあふれるかをイランイランの香りが教えてくれます。

　欲望に素直になる喜びを知ることで、やりたいことに蓋をして自分を我慢させていたのは、他ならぬ自分自身であったことに気づくでしょう。

＊

　自分らしくいることで最も輝くはずと思う女性がいます。そんな方には芳醇なイランイラン エクストラの香りで魔法をかけます。

　あなたらしくいることが原動力で最も美しい魅力を放つのに、抑えてしまうともったいないと思ってしまいます。イランイランはそんな眠っている潜在意識のハートに火をつけ、才能を開花してくれることでしょう。いい意味で、土足で入り込み埋もれている能力を掘り起こしてくれる積極性、見習いたいですね。

02 オレンジ
Sweet Orange

精油の基本情報

精油名	オレンジ スイート
学　名	*Citrus × sinensis* (L.) Osbeck 1765
科　名	ミカン科
原産地	イタリア・スペイン・イスラエル
抽出部位	果皮
抽出方法	圧搾法

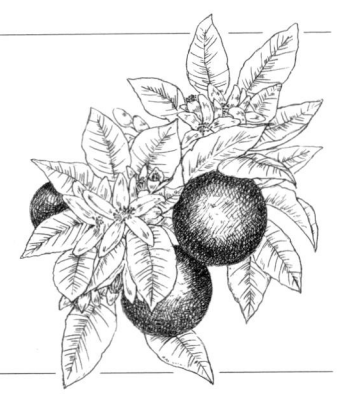

✤──植物としての特徴

　地中海沿岸など、温暖な気候を好んで育つオレンジ。オレンジの木は四季を通じて青々と茂り、色や形も味（甘かったり酸っぱかったり）もさまざまな実をたくさんつけます。

　空の青さ、太陽に照らされた木の緑、実のオレンジ色、この美しいコントラストを見ると元気が湧いてきます。

　フレッシュなだけでなく、暖かさ、人の温もりまで届けてくれるような香りです。

　果皮の油胞に精油を含み、香りで鳥や動物を引き寄せて果実を食べてもらい、種を運んでもらうことで子孫の繁栄につなげます。

　そのため、色や形、香りにも食欲増進効果があり、生きる力を与えてくれます。

✤──精油の特色

　はじける果実のジューシーでフレッシュな、それでいて甘さもある香り。

✤──精油の安全性

　敏感肌を刺激する可能性があります。

✤──主な成分（効能）

リモネン……95.33%
　　消化促進作用、鬱滞除去作用、抗感染作用、血流促進作用、殺菌作用、抗ウイルス作用、免疫刺激作用、肝臓強壮作用、腎機能強化作用

ミルセン……1.81%
その他

　オレンジ＝リモネンといっても過言でないくらい、リモネンを多く含みます。柑橘類の果皮に含まれ、皮をむいたときに、フレッシュな香りがおとずれますが、あの香りがまさにリモネンです。
　ミカンやユズの皮をお風呂に入れる習慣が日本人にはありますが、まさに天然アロマ風呂ですね。リモネンには、局所の血行促進作用や、免疫力を高める作用があるといわれますから、冬至にユズ風呂に入るのは、かぜをひかないための伝統行事であり、リモネンの効能を知ってのことですね。
　ただし、リモネンはモノテルペン炭化水素で、分子が細かいため、皮膚が弱い人はぴりぴりする人がいるので、直接、原液をお風呂に入れることはおすすめしません。
　リモネン自体は、非常に劣化しやすい成分ですので、蓋を開けっぱなしにしたりしないようにすることと、空気に触れる時間は極力減らすこと、購入後はなるべく早めに使いきることをおすすめします。
　皮をむいたばかりのあのフレッシュな香りは、時間がたち、劣化すると、香りは変わってしまいます。
　リモネンには、食欲増進作用があることは有名です。オレンジにとって、皮に含まれるリモネンは、香り高く放つことによって、動物たちを引き寄せ、自分を食べてもらうための手段でした。思わず『おいしそう〜』とオレンジのリモネンの罠にはまってしまうのです。
　心の病から、食べることができなくなってしまったり、また、食べて、食べて、吐くのを繰り返してしまうような状態を救ってくれるのも、天然の食欲増進剤、食べる喜び、生きる喜びを教えてくれるリモネンかもしれません。
　オレンジの皮に含まれるリモネンの効果は、計り知れないです。

02 オレンジ Sweet Orange

アロマテラピーの用途

✤――精神的アプローチ

気分を明るくリフレッシュさせ、同時にリラックスさせてくれる香りです。現在を生きることを応援し、ありのままの自己を肯定し受け入れてくれます。拒食症や過食症など、バランスを崩してしまった心にも穏やかに作用します。

✤――身体的アプローチ

神経性の胃痛や下痢、食欲増進に効果を発揮し、胃腸の不調や便秘にもいいです。ティッシュに垂らして嗅ぐだけでも落ち着く香りです。

みぞおちにある太陽神経叢(たいようしんけいそう)のある部位をやさしく、あまり手を動かさないように塗布して温めましょう。

局所的に血行を促進させたり、鬱滞(うったい)を除去するのが得意で、冷えている部分に局所的にアプローチできます。

全身に作用させるためには、シナモンやローズマリーなどと組み合わせるとよいでしょう。

フェイシャルには向きません。

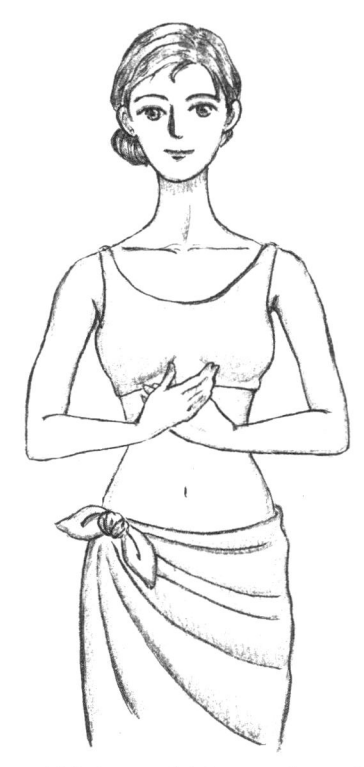

みぞおちへのやさしいアプローチ

精油の STORY

＊オレンジにピッタリなあなたはこんな人

笑顔が魅力！隣に住む フレンドリーな女の子

　青い空の下、温暖な気候で太陽をたっぷり浴びて育つオレンジのイメージは笑顔が似合う女の子。フルーツとしても日常的に親しまれているオレンジの香りが嫌いな人にはお目にかかったことがありません。誰にでも愛されるジューシーでフレッシュな香りは、隣に住んでいるかのように身近で親しみやすく、誰とでもすぐ仲よくなれるキャラクターを感じさせます。

　そんなオレンジのパワーを借りたいのは、自分を特別な存在と思えず、コンプレックスを抱いている方でしょう。多くの人に愛されるという長所をもちながら、「自分には個性がない」「どこにでもいるような存在」と自分を過小評価しながらも、主役級の華やかさに憧れ、悩んでいるようなクライアント様にはうってつけです。

　バラやイランイランのような華やかさはなくても、オレンジはその香りとおいしい実をみんなに与えることができる、他にはない存在です。自分にないものを追い求めるのではなく、自分自身がもともと身につけている魅力に気づき、自信をもっていただく魔法のエッセンスとしてトリートメントに活用してみてください。きっと、これまで以上のすてきな笑顔が取り戻せますよ。

＊

　かつて私も、バラのような華やかさや、ミルラのような個性を追い求め、人と比べてはコンプレックスに感じていました。イギリスに住んでいた頃、ただでさえ引っ込み思案な日本人で、コンプレックスの塊だった私に、大きな仕事を与えてくれた師が、「あなたの笑顔がよいから、あなたを選んだのよ。オレンジのように明るい笑顔が魅力的」といってくださり、それからの私はスイート オレンジのような存在でありたいと思うようになり、自分のことが少しずつ好きになれました。

　誰かの言葉で救われる人がたくさんいると思います。そんな愛ある言葉を香りにのせ、魔法をかけてください。

オレンジ

03 カモミール ジャーマン
German Chamomile

精油の基本情報

精油名	カモミール ジャーマン
学 名	*Chamomilla vulgaris* Gray 1821 (*Matricaria chamomilla* L. 1753; *Matricaria recutita* L. 1753)
科 名	キク科
原産地	ドイツ・フランス・モロッコ・ハンガリー・エジプト
抽出部位	花
抽出方法	水蒸気蒸留法

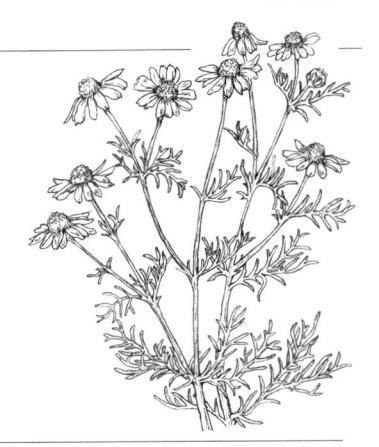

✤──植物としての特徴

　30cmほどに育つキク科の1年草で、カモミール ローマンと見た目はよく似ています。一般的にハーブティーに使用されるのがカモミール ジャーマンです。カモミール ローマンは、ハーブティーにすると苦味が出てしまいます。

　カモミールは、植物自体からリンゴのような香りがしますが、花だけに香りがあるのがジャーマンで、花・葉・茎からも香るのがローマンです。花の中心の黄色い花托といわれる部分がフラットなものがローマンで、立体的に盛り上がっているのがジャーマンです。カモミール ジャーマンは、精油を抽出する過程でカマズレンという成分が生じるところがカモミール ローマンとの最大の違いです。

✤──精油の特色

　インクのような青色の液体で、独特な深みのある温かく甘い香り。本当にクオリティが高いカモミール ジャーマンは、甘いリンゴのような香りがします。それは独特の香りですが、くせになる深い鎮静をもたらします。

✤──精油の安全性

　通経作用があるため、妊娠中の女性には使用できません。

♣──主な成分（効能）

β-ファルネセン……62.22%
　　抗アレルギー作用、弱い降圧作用、ホルモン様作用

α-ビサボロールオキサイド……12.73%
　　抗炎症作用、抗アレルギー作用、潰瘍予防作用、鎮痙作用、皮膚再生作用、
　　不安解消作用、精神バランス調整作用、抗ヒスタミン作用、鎮痒作用

カマズレン……0.84%
　　消炎作用、抗アレルギー作用、組織再生作用

その他

　カモミール ジャーマンはインクブルーの精油が特徴ですが、この色はセスキテルペン炭化水素のカマズレンで、水蒸気蒸留法のプロセスで生まれる成分です。消炎に優れ、薬用では「アズレン」として注目されています。
　肌荒れ、湿疹、アトピー、アレルギーに最適な精油です。カマズレンだけでなく、含まれているすべての成分に抗炎症が期待できます。
　香りが強いので、苦手な方はティートリーや真正ラベンダーとブレンドした軟膏やオイル、カレンデュラや月見草オイルとブレンドして、患部に塗布し、様子を見ていきましょう。
　カマズレン独特のインクブルーの色により、青みがかった緑色のような軟膏クリームやオイルは、視覚からも楽しめます。
　肌荒れに毎日使用する際は、同じブレンドを毎日使うよりは、できるだけブレンドの種類を毎日または1週間単位ごとに替えて使うとよいでしょう。

03 カモミール ジャーマン German Chamomile

アロマテラピーの用途

✤──精神的アプローチ

　他と絶対かぶらない強い主張をする独特のカモミール ジャーマンの香りは、自己表現力を高め、自己を受容する力をもたらします。コミュニケーションが苦手な方におすすめです。ピンチをチャンスに変えるような、逆境に負けない強いエネルギーも与えてくれる香りです。

　意外にもイランイランとのブレンドは、すてきなブレンドになります。

✤──身体的アプローチ

　学名に「子宮」が含まれている通り、婦人科系トラブル、生理痛などに効果を発揮します。他の花系の精油とブレンドしたオイルを、腹部、仙骨に塗布し、トリートメントしましょう。

　胃腸系の調子が悪いときにも効果的です。ハーブティーもいいですが、ブレンドオイルでみぞおち、腹部にやさしくアプローチしましょう。お母さんが子どものお腹をさするような気持ちでトリートメントするとよいでしょう。

　フェイシャルは香りが好きな場合は、0.5％濃度以下で、パッチテスト後、トリートメントしましょう。

　カモミールジャーマンを吸入法で用いるのがおすすめです。濃いインクブルーの色とともに、その香りを楽しむと深い鎮静がおとずれ、呼吸が楽になってきます。

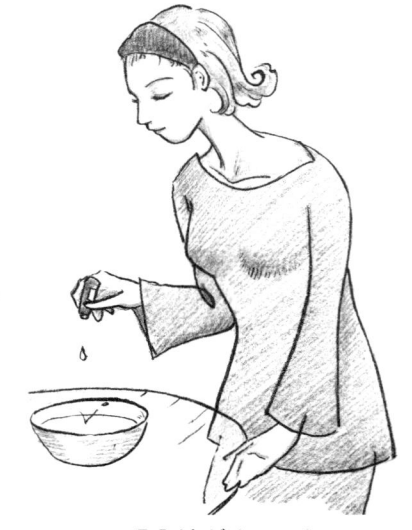

吸入法がオススメ

精油の STORY

＊カモミール ジャーマンにピッタリなあなたはこんな人

絶対的な自分と
向き合わせてくれる異星人

　甘い香りのハーブティーが広く親しまれているカモミール ジャーマンは、ハーブと精油では成分もキャラクターも大きく異なる不思議な魅力をもっています。生葉には存在しない濃いインクブルーの「カマズレン」という成分が蒸留することで現れることから、自然界には存在しない異星人のようなイメージが浮かび上がります。

　「人と違っていること」や「孤独でいること」を当たり前のように受け入れ、集団に属さなくても自分の人生をしっかり生きているような個性的な女性のイメージです。飾らず正直でお世辞をいうこともないため、カモミール ジャーマンと向かい合うと、こちらも嘘がつけなくなります。悩みを誰かに相談したくても適切な相手が見つからないとき、カモミール ジャーマンは何もいわずに黙って聞いてくれるような静かなやさしさをもっています。話していると心が落ち着き、カモミール ジャーマンと同じ一歩下がった客観的な視点から自分を見つめ直すことができるようになります。

　人間関係は大切ですが、「絶対的自分」ともいえる本当の自分自身は、人との関わりの中だけで探しても見つからないことに気づかせてくれる精油です。

＊

　精油によって香りの質が大きく異なりますが、高品質なものの香りは本当にすばらしく、ラベンダーも遠く及ばない深い鎮静をもたらしてくれます。その本物のカモミール ジャーマンはリンゴのような香りに例えられますが、納得です。また、必ず会いたくなる不思議な魅力的な香り。機能が低下して起こるのどのトラブルにはユーカリがいいですが、言いたいことを我慢したり、誰にも打ち明けられない悩みがあったり、精神的なものからくるのどの違和感には、カモミール ジャーマンがおすすめです。のどに詰まった言いたいこと、胸に詰まった心のわだかまりから解放され、すーっと気持ちが楽になるはずです。吸入するとき、湯に溶ける瞬間のインクブルーの色はとても美しく、嗅覚だけではなく視覚的にも癒され、楽しめる粋な香りです。

04 カモミール ローマン
Roman Chamomile

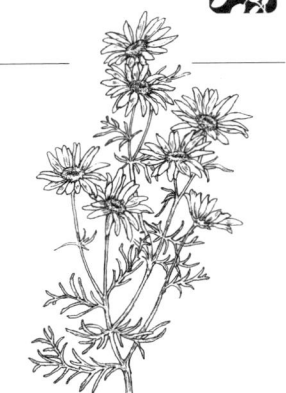

精油の基本情報

精油名	カモミール ローマン
学　名	*Chamaemelum nobile* (L.) All. 1785
科　名	キク科
原産地	イタリア・フランス・モロッコ
抽出部位	花
抽出方法	水蒸気蒸留法

✣──植物としての特徴

　地面を這うように育つ多年草で、かわいらしく可憐な白と黄色の花を一面に咲かせて人々を楽しませるカモミール ローマン。「香りの芝生」とも呼ばれます。

　また、ギリシャ語で「地面のリンゴ」と呼ばれるのは、リンゴのような香りがすることからきています。

　根っこは強く、生命力の強い植物です。「植物のお医者さん」という名ももち、周囲の草花にもよい影響を与えるコンパニオン プランツとしても有用されています。

✣──精油の特色

　本当に質のよいカモミール ローマンはリンゴのようなフルーティな香りがします。エステルの含有量が多いカモミール ローマンは変質もしやすいので、管理には注意が必要です。

　特に湿度が高いところには置かないようにしましょう。

✣──精油の安全性

　通経作用があるため、妊娠中の使用はできません。

✤──主な成分（効能）

アンゲリカ酸イソアミル……36.58％
　　鎮静作用、抗痙攣作用、抗炎症作用

アンゲリカ酸イソブチル……16.90％
　　通経作用、食欲増進作用

アンゲリカ酸メチル……8.79％
イソブチル酸イソアミル……5.34％
その他

　カモミールローマンは、エステル類を豊かに含むのが特徴です。
　カモミールローマン特有のエステルで、クオリティの高いカモミールローマンは瓶の蓋を開けたとたん、甘いフルーティな心地のよい香りがします。
　カモミールローマンが嫌い、苦手という方には、本当に質のよいカモミールローマンに出会っていない可能性があります。
　カモミールローマンは、成分からもわかるように、エステルが豊富な分、劣化もしやすいため、湿度の高いところなどに保管するのは避けたいです。すぐに香りが変質してしまいます。
　質の高いカモミールローマンほど、蓋を開けてからはすぐに使いきるようにしたいですね。
　カモミールローマンの特殊なエステルは、緊張ストレスによって起こるさまざまなトラブルを鎮めます。
　エステルによる鎮痛も得意ですが、ずきずきとした鋭い痛みよりも、ずどーんと重くのしかかる痛みをとるのが得意です。それがストレスからきているものなら、なおさら得意です。
　頭痛や生理痛など、鋭い痛みと鈍痛が混ざったような複雑な痛みには、鋭い痛みが得意なラベンダーとのブレンドを用いるとよいでしょう。

カモミールローマン

04 カモミール ローマン Roman Chamomile

アロマテラピーの用途

✤──精神的アプローチ

不安、緊張、恐怖、怒りを鎮めてくれる香りです。心を穏やかにして安眠へと導きます。

母親としての自信をつけてくれたり、母になる喜びを再認識させるという作用もあります。

実際に母親ではない方にも、母のぬくもりのような、心に穏やかなやさしさと、そして守るべきものがある母親のような強さをもたらせてくれます。

✤──身体的アプローチ

あらゆる女性系トラブルにおすすめです。腹部や仙骨にアプローチしましょう。耳の痛み、歯が生える際の痛み、緊張からくる頭痛や腹痛、重い生理痛やそこからくる腰痛、ストレス性の胃腸不調にも効果を発揮します。

お腹が痛いときにはお母さんに守られているように、やさしくさするようにアプローチしましょう。

フェイシャルにもおすすめで、肌をひきしめ、キメを整え、ハリをもたせ、炎症を鎮めます。老化肌・乾燥肌・敏感肌へのアプローチに最適な精油の一つです。

香りが強いので、濃度は0.5％濃度で用いるとよいでしょう。

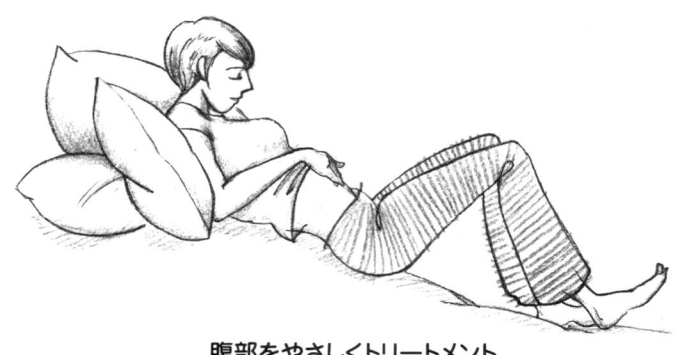

腹部をやさしくトリートメント

精油の STORY

＊カモミール ローマンにピッタリなあなたはこんな人

「尽くすことが喜び」
無条件の愛にあふれた母

　カモミール ローマンのイメージは、ずばり愛情にあふれたお母さん。周囲の植物の育成を助ける「コンパニオンプランツ」としても知られ、弱った植物の近くに植えることで元気を取り戻させたり、自らにアブラムシを引き寄せて他の植物を守ったりする力があります。自分の周囲を幸せにするために尽くし、その成長を見守ってくれるような温かい心の持ち主です。

　自分を犠牲にしているようにも見えますが、カモミール ローマンにとっては人に尽くし役立つことが喜びであり、負担や重荷などは一切感じていません。自分の中から湧き起こる純粋な気持ちをそのまま行動に移しているだけなのです。

　そんなカモミール ローマンは、自分の気持ちに素直になることで解放されることを教えてくれます。電車の中でお年寄りに席を譲りたいと思っても、声をかけるタイミングがつかめない、周囲の目を気にしてなかなか実行に移せないことがありますが、そんなとき、いいことをしようとしているはずなのに心の中には罪悪感やストレスがのしかかります。カモミール ローマンはそんな人に勇気を与え、「どうぞ」と声をかけて席を譲ったときのように、自己否定感をなくし、実行した自分を褒めてくれるような愛情深いアロマです。

＊

　小さなお子様をもつお母様は、特に一人目の子どもである場合、母親になる自分と今まで生きてきた女性としての自分とのバランスを失い、ときに精神的なバランスを崩してしまうことがあります。そんな女性たちにトリートメントとして使うのがカモミール ローマンです。母親としての自分を肯定し、女性としての自分もどちらも肯定してくれ、自信を与えながらも「そのままでいいのよ」とそっとささやき、見守ってくれるような愛にあふれた香りです。

　温かい気持ちに満たされ、「明日、ちょっとだけ頑張ってみようかな」と無理しすぎない決心をもたらせてくれます。

05 カルダモン
Cardamon

精油の基本情報

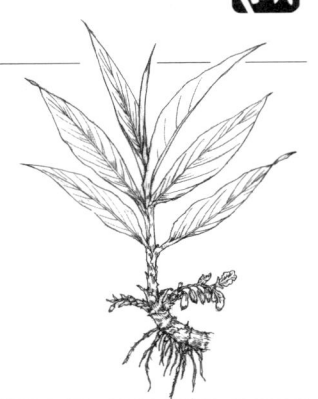

精油名　　カルダモン
学　名　　*Elettaria cardamomum* (L.) Maton 1811
科　名　　ショウガ科
原産地　　インド
抽出部位　種子
抽出方法　水蒸気蒸留法

✣──植物としての特徴

　南西インド原産で、今では東南アジアで広く栽培されている、ショウズクという植物から得られる精油です。

　ショウズクは、熱帯植物のため18℃以上の気温でしか生育できず、半日陰で水はけのよい肥沃な土壌を好みます。

　草丈は2m以上になり、茎の根元から花茎を出します。花の後に、長い楕円形の果実ができ、昔はこの果実の形が、心臓の形に似ていると言われていました。果実の内部に黒褐色の香りの強い種子が入っています。

　この種は別名「香りの王様」と呼ばれます。この種子を乾燥したものがスパイスです。インドのミルクティーである「チャイ」やカレーのスパイスとして特に有名です。

✣──精油の特色

　甘くスパイシーで温かい香り。

✣──精油の安全性

　敏感肌の人はアレルギー反応が起こる場合があるため避けたほうがよいでしょう。

✣──主な成分（効能）

酢酸α-テルピニル……49.43％
　　鎮痙攣作用、神経バランス回復作用、鎮静作用、抗炎症作用

1,8-シネオール……26.97％
　　抗気管支炎作用、去痰作用、抗菌、抗ウイルス作用、免疫増強作用、血行促進作用、
　　知的能力・判断力・理解力を向上させる

酢酸リナリル……3.18％
　　神経バランス回復作用、抗炎症作用、鎮痛作用、抗菌作用、抗真菌作用、
　　抗ウイルス作用、血圧降下作用

リモネン……3.14％
　　消化促進作用、鬱滞除去作用、抗感染作用、血流促進作用、殺菌作用、
　　抗ウイルス作用、免疫刺激作用、肝臓強壮作用、腎機能強化作用

サビネン……2.50％
ミルセン……1.78％
α-ピネン……1.19％
テルピネン-4-オール……1.54％
α-テルピネオール……1.48％
リナロール……1.05％
その他

　カルダモンの独特な香りと効能の特徴は、豊かな成分構成から根拠がわかります。エステル類の酢酸α-テルピニルと、それとは対照的な1,8-シネオールをもつ珍しい構成です。
　穏やかで鎮静しながらも、すっきりと集中できる長期集中に向いている理由がわかります。
　リラックスしすぎず、しゃきっとしすぎず、精神のバランスをとるのに向いていますし、疲労回復に必要な要素が成分にこめられています。
　生命エネルギーがたくさん詰まった種からいただく、この貴重な成分の恵みで、生命エネルギー活動をちょっぴり助けてもらいましょう。

05 **カルダモン** Cardamon

アロマテラピーの用途

✤──精神的アプローチ

精神的な疲労と、緊張を解き放つ香りです。心を開き、スパイスと同様に加温するような作用があり、緊張や人見知りを温かくほぐしてくれます。性の開放も助け、催淫効果も期待できます。

ジャスミンやイランイランとのブレンドでロマンティックな雰囲気がつくれます。鎮静のエステルと活性のシネオールを両方含んでいるため、心のバランスをとりやすくする作用もあります。また、頭脳を明晰にし、意識を覚醒させる力、リラックスしながら集中する力を長期にわたってサポートしてくれます。

ペパーミントは短期集中に、カルダモンは長期集中に向いています。

✤──身体的アプローチ

呼吸器の強壮、咳・気管支炎などの改善に向いています。ユーカリなどと合わせて芳香浴や吸入がよいでしょう。消化器系全般に効果が期待できます。胃腸の痙攣、消化不良、下痢、便秘、胸やけなどに効果を発揮します。柑橘類や花の香りとブレンドして、腹部をトリートメントしましょう。

皮膚刺激作用があるためフェイシャルには向きません。

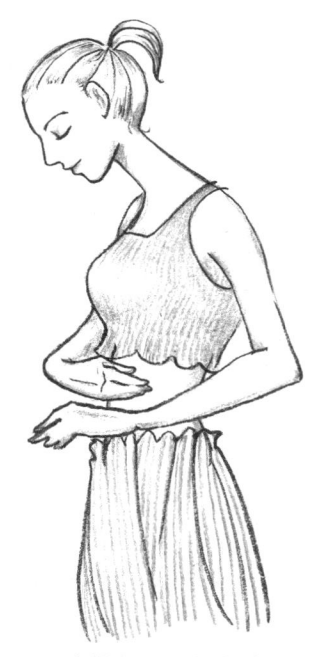

腹部をトリートメント

精油の STORY

＊カルダモンにピッタリなあなたはこんな人

人生を楽しむことを教えてくれる大人な人

　紅茶の「チャイ」やカレー料理に使われるスパイスとして有名なカルダモン。甘くスパイシーな香りは気分をワクワクと高揚させてくれます。

　スパイスや精油の原料となるのは果実中の種子で、鞘の中からはじけるように飛び出してきます。そんな姿が、行動力があり人生をフルに楽しんでいる人をイメージさせます。職業はおおげさにいえばラテン系のダンサーでしょうか。見ているだけでエネルギーが注入されるような、はじけるポジティブなオーラをまとっています。鎮静のエステルと活性のシネオールをほぼ同じバランスで含んでいるため、リラックスしながらも集中して行動できるバランスのよさをもっています。

　真面目で頑張り屋さんだけれど、集中しすぎて余裕をなくしていたり、想定外のことが起きてパニックに陥ってしまった人の肩をポンと叩いて、「もっと楽しくやろうよ！」といってくれる陽気な先輩のようなカルダモン。ノリは軽いですが無責任なところはなく、華麗なダンサーに日々の練習が必要なのと同じように、長期間にわたって努力し続ける強さをもっています。

　努力のための努力ではなく、日々の人生を精いっぱい楽しむために努力を続ける大らかなパワーを与えてくれるカルダモン。真面目すぎる日本人は積極的に取り入れたほうがよい香りかもしれませんね。

＊

　真面目すぎて、頭が固くなると体も固くなります。関節の動きが固くなり、体を構成する一つひとつの細胞も固くなります。

　カルダモンを使ってトリートメントすると体が緩み、緩んだせいかサイズも少しアップする方がいますが、満員電車状態で窮屈だった細胞同士が少し離れ、周囲にスペースができ、余裕ができた分、心にも隙間ができて別のことを考えたり、違う角度からものごとを考えるお手伝いをしてくれたりします。勝手に元気づけてくれているようですが、本当に元気にしてもらえるような不思議なパワーをもつカルダモンです。

06 クラリセージ
Clary Sage

精油の基本情報

精油名　　クラリセージ
学　名　　*Salvia sclarea* L. 1753
科　名　　シソ科
原産地　　フランス・モロッコ・イタリア
抽出部位　花、葉
抽出方法　水蒸気蒸留法

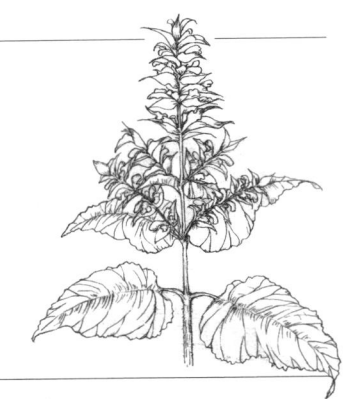

✤──植物としての特徴

　1mほどになるハーブで、手のひらほどある大きな立派な葉には大きなうぶ毛があります。小さな紫や青いかわいらしい花をつけ、植物のときから強い芳香を放ち、フランスのクラリセージ畑に身をおくと、香りに酔ってしまいそうになります。
　生のクラリセージの香りは、現地では「猫のおしっこ」といわれ、生々しい青臭い香りがし、精油の香りとはまったく似ていません。

✤──精油の特色

　ハーブ調が強いやや重い香りで、鼻の奥にもわっと香りが残るイメージです。質がよいものは、フルーティな香りも感じます。

✤──精油の安全性

　エストロゲン様作用があるため、妊娠中は避けるべき精油です。
　集中力を減退させるので高濃度の使用や、使用後の車の運転などは注意が必要です。
　特に、クライアントが車でサロンにこられた場合などは、十分に配慮しましょう。
　また、アルコールの効果を高めるため、使用後は飲酒も控えたほうがいいでしょう。

♣──主な成分（効能）

酢酸リナリル……66.50%
　　　神経バランス回復作用、抗炎症作用、鎮痛作用、抗菌作用、抗真菌作用、
　　　抗ウイルス作用、血圧降下作用

リナロール……15.90%
　　　鎮静作用、交感神経の興奮を鎮める作用、血流増加作用、抗鬱作用、
　　　中枢神経抑制作用、抗菌、抗真菌作用、抗炎症作用、弱い局所麻酔作用

ゲルマクレン D……2.10%
α-テルピネオール 2.05%
スクラレオール……0.25%
　　　エストロゲン様作用、ストレス解消作用

その他

　クラリセージの成分の特徴は、他の精油に類をみない、酢酸リナリルの含有率の高さです。
　ラベンダーやベルガモット、プチグレンと比較しても、多いのがわかります。
　そのため、鎮静力が強い精油で、集中力が減退する可能性が高いので、使用するタイミングや濃度には注意が必要です。
　高濃度で嗅ぐと、気分が悪くなる場合があります。
　お風呂に用いるときには、次の日が休みのときだけにしましょう（笑）。
　疲労の蓄積度が高い方に、高濃度でトリートメントしてしまうと、次の日だるくてぐったりししまうことがあるので、注意が必要です。まるで、日曜日に寝過ぎて、余計にだるくなってしまったような感覚と似ています。
　エステルが豊富な貴重な精油だからこそ、上手につき合いたいですね。
　また、クラリセージの特徴成分のスクラレオールは、エストロゲンの構造と似ていることは有名です。
　エストロゲンを必要とする時期、タイミングで使用し、女性特有のさまざまなトラブルにひっぱりだこなのも、この１％にも満たない貴重な成分のおかげです。

06 クラリセージ Clary Sage

アロマテラピーの用途

♣──精神的アプローチ

強い鎮静作用があり、気分を明るく高めて幸福感を与え、不安を和らげる作用があります。クラリセージの手浴は、最高の気分になります。

クラリセージを必要とするタイミングが合うと、ふわふわと天に昇るような気持ちになれるほどのパワーがあります。

♣──身体的アプローチ

エストロゲン様作用により、生理不順、不妊症、更年期に効果を発揮します。催淫効果があるので、性のエクスタシーを高めるともいわれています。

妊娠中は避けたほうが賢明ですが、出産時の使用はスムーズな分娩を助けるためにおすすめです。ローズとブレンドしたものを仙骨に塗布しトリートメントしたり、太もも内側などに塗るとよいでしょう。

鎮静、鎮痛の効果があるため、生理痛、筋肉痛、肩こりなどの痛みを和らげたり、硬直した筋肉を緩めます。ただ、あまりにも固まった人をいきなり緩めると、頭痛やだるさがおとずれる場合があるので、濃度を薄くしたり、回数を重ねてから使うようにしましょう。

免疫力を高めてくれるため、病後の回復期に使用するのもよいでしょう。疲れているときに手浴で用いると間接的に肩こりが楽になります。

フェイシャルには向きません。

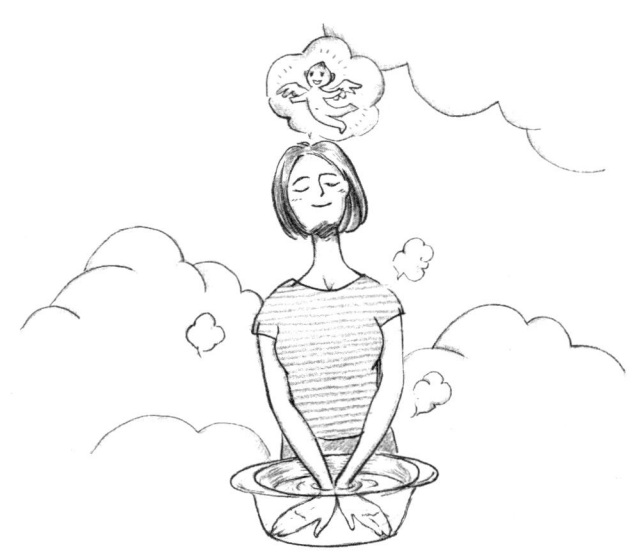

手浴で至福のリラクゼーション

精油の STORY

＊クラリセージにピッタリなあなたはこんな人

力のコントロールを修行中の見習い魔女

　女性ホルモン様作用で有名なクラリセージは、鎮痛・鎮静に高い効果を発揮する強力なパワーをもっています。力が強い分、使い方には十分な留意が必要です。

　そんなクラリセージのイメージは、強いパワーをもちながらも制御をきかせることができない修行中の魔女。人の役に立とうと一生懸命ですが、相手の都合や空気を読まず、タイミングや力加減を間違えてしまうところがあります。クラリセージは、疲れている人や自分のキャパシティを超えて頑張りすぎている人を見つけると、「休ませてあげよう」とこっそり魔法をかけてしまいます。考えることを止めさせ、身体の痛みも麻痺させて、無理やりベッドに寝かせてしまうというお節介をときどきやってしまいます。休めるときならよいのですが、そうではないタイミングで魔法をかけられた人はよけいぐったりと疲れてしまうことも。とはいえ、心も身体も疲弊しきっていた人は、クラリセージの力で深い鎮静に落ち、ゆっくり休むことで再び元気を取り戻すことができます。

　そんな未熟なところのある魔女ですが、悪気はなく、人を元気にする使命感をもって修行を続けています。そのパワーを上手にコントロールするのがプロのアロマセラピスト。隠し味で使うなど、使用量に注意したり、人に気を遣いバランスをとるラベンダーと組み合わせるなど、工夫をして使いこなしていきましょう。

＊

　クラリセージの魔女を生かすも殺すもアロマセラピスト次第といえるでしょう。女性ホルモンの女王であり、筋肉を緩める天才的なこの香りを、習いたての頃に頻繁に使い、トリートメントの翌日、クライアントはだるくて、頭痛がよけいしていまったという失敗もありました。このクライアントは「今クラリセージを欲しているのか」それとも「少量だったらいいのでは？」など、きめ細かいコンサルテーションを行い、使い方を間違えなければ効果覿面の香りです。

07 グレープフルーツ
Grapefruit

精油の基本情報

精油名	グレープフルーツ
学　名	*Citrus x paradisi* Macfad. 1830
科　名	ミカン科
原産地	アメリカ・イスラエル・フランス
抽出部位	果皮
抽出方法	圧搾法

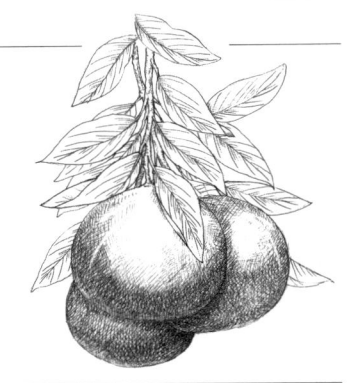

✤──植物としての特徴

　グレープフルーツの原産地として有名なフロリダは温暖な気候が特徴で、アメリカ国内で最大の柑橘類の産地です。

　ブドウの房のように群れをなしてたくさんの実をつけることから、グレープフルーツと呼ばれます。形が丸く整っていて、ずっしりと重みがあり、柑橘系の中では、群を抜いて実が大きいのが特徴です。

　果皮は厚みがあり、へこみがなく色が鮮やかで、ハリとツヤがあります。

　果肉はルビー色のピンクと白色のホワイトがあり、ピンクの果実のほうが酸味がなく、甘さもあります。

✤──精油の特色

　はじけるような爽やかさと甘さのあるリフレッシュする香り。

✤──精油の安全性

　リモネンは皮膚を刺激することがあるため敏感肌の方は注意が必要です。光毒性があるため、昼間の使用は気をつける必要があります。

✤──主な成分（効能）

リモネン……91.20%
　消化促進作用、鬱滞除去作用、抗感染作用、血流促進作用、殺菌作用、抗ウイルス作用、免疫刺激作用、肝臓強壮作用、腎機能強化作用

β-ミルセン……1.79%
　抗感染作用、抗炎症作用、強壮作用、空気清浄作用、殺菌作用、鬱滞除去作用

リナロール……0.55%
α-ピネン……0.64%
オクタナール……0.24%
　抗炎症作用、抗感染作用、抗真菌作用、抗ウイルス作用、血管拡張作用、解熱作用

その他　ヌートカトンなどを含む

　グレープフルーツはオレンジと同じく90％以上のリモネンを含みますが、オレンジほど甘くなく、酸っぱさとキレがあります。甘いオレンジの香りは、リラックス寄り。それよりも爽やかなグレープフルーツの香りはリフレッシュ寄りです。
　グレープフルーツには、オレンジスイートにはあまりみられないミルセンやピネンの若干の森林の香りと独特の清涼感と、微量に含まれるヌートカトンの苦みが香りに影響を与えています。バランスのとれた香りは、柑橘類の中でも圧倒的に人気の香りです。
　収穫の年によっても香りに違いがありますが、夏にとれたものはヌートカトンの量が増え、冬にとれたものはリモネンの含有量が多くなる傾向があります。
　またヌートカトンは、グレープフルーツ特有の成分ですが、ケトン類に属する成分で脂肪溶解としても期待できるともいわれ、ダイエットの代名詞としても知られています。
　分解した老廃物は、分解しただけではなく、血流やリンパにのせて、流す必要があるため、ジュニパーなどの老廃物を流すのを得意とする精油と組み合わせることで、さらに最強のコンビネーションを組むことができるでしょう。

07 グレープフルーツ Grapefruit

アロマテラピーの用途

♣──精神的アプローチ

精神を解放し、安定させ、積極性と実行力をつけてくれる香りです。

嗅ぐと思わず幸せになるのは、一説では、幸せホルモンであるエンケファリンを分泌するからともいわれています。また生きる意欲や、食べる楽しみを見つける手助けをしてくれ、摂食障害の心理的な原因を穏やかに解きほぐす効果もあります。緊張しているときに嗅ぐと不安が消え去ります。

人が集まる所に、この香りがあるとコミュニケーションが活発になるといわれますので、芳香浴にもおすすめです。

♣──身体的アプローチ

リンパ系に働きかけ、体内の水分滞留や肥満、セルライトの解消に役立ちます。

パインやローズマリーなどとブレンドして脂肪溶解と老廃物排出をより強化し、セルライトをもみほぐすようにアプローチしましょう。ダイエットのツボである太ももにある「風市(ふうし)」のツボを刺激しながらの揉捏(じゅうねつ)がおすすめです。

消化促進効果もあり、便秘や消化不良にも有効です。背中にある大腸兪(だいちょうゆ)のツボを腹部側から手を回して刺激しながらアプローチするとよいでしょう。

フェイシャルには使用しません。

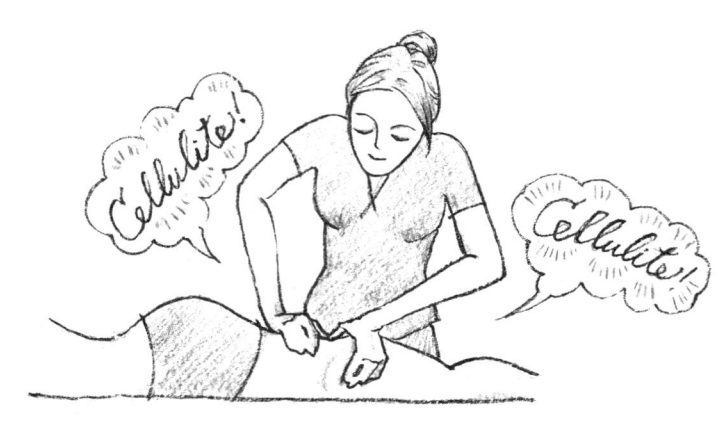

セルライトもみだしトリートメント

精油の STORY

＊グレープフルーツにピッタリなあなたはこんな人

誰とでも分け隔てなく付き合える社交上手

　水分をたっぷり含んだジューシーな実が、枝がしなるくらいずっしり集団で実るグレープフルーツ。果実はその色や香りで生き物を誘い、食べてもらうことで繁殖していきますが、シトラス系の中でも最も積極的に他者と関わっていく性質をもっているのがグレープフルーツです。

　学校のクラスでいえば、派手で目立つタイプから地味で真面目なタイプ、さらには不良っぽいタイプまで、男女問わず誰とでも自然体で付き合える好感度の高い女の子のイメージ。どんな相手とも先入観をもたずにオープンマインドで接することができるのは、コンプレックスがなく満ち足りているから。くぼみがなく丸い果実がそのことを示しています。

　瞬間風速的にリフレッシュさせることが得意なのがレモンとすれば、グレープフルーツは持続的に頑張れるようエンジンをかけてくれる存在。人を応援するだけでなく、一緒に伴走し続けてくれるようなアクティブさをもっています。むくみや脂肪を除去することはもちろん、食欲不振にも食べすぎにも効果を発揮するなど、「バランス」をとり、相手にとって一番よい状態をキープすることを助けてくれる精油です。

　人見知りが激しい人には、多くの人と関わることで未来の可能性が広がることを教えてくれるでしょう。

＊

　柑橘系の香りをたくさん並べて人気投票をすると、必ず上位にランキングしてくるのがグレープフルーツ。そのときの精神状態で好きな柑橘が変わることから、私は「柑橘占い」と称して、よくクライアントの心を占ったりします。

　グレープフルーツは常に一番好きという方が多いのも、どんな気持ちにも応えてくれ、日常感と非日常感のバランスをとるのがうまいグレープフルーツならではの能力です。

　大きな実をブドウのようにつけ、へこみのないつるんと輝くグレープフルーツ。フンッシュで心のエンジンをかけてくれるすてきな香り。幸せホルモンを出してくれる天国の果物の名にふさわしい香りです。

08 クローブ
Clove (Bud)

精油の基本情報

精油名	クローブ バッド
学　名	*Syzygium aromaticum* (L.) Merrill & L.M. Perry 1939
科　名	フトモモ科
原産地	フィリピン・モルッカ諸島・マダガスカル
抽出部位	花蕾
抽出方法	水蒸気蒸留法

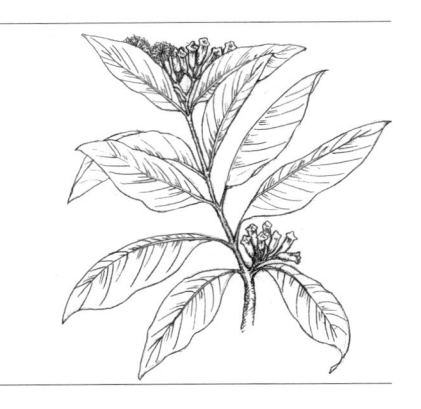

✤ ── 植物としての特徴

　クローブの木は熱帯多雨地域原産の中高木の常緑樹です。種子から発芽し、20年ほどで約 10m の高さに生長します。

　クローブの精油は蕾を乾燥させたものから抽出します。クローブ バッドの「バッド」は、「蕾(つぼみ)」です。開花してしまうと芳香が失われるため、摘みとるタイミングは真っ赤になる前のほんのりピンク色のものが一番よいとされます。

　手作業で丁寧に摘みとられたクローブは、1週間ほど天日干しすれば完全に乾燥し、茶色く固くなります。

✤ ── 精油の特色

　消毒薬のような匂いでありながら、甘くスパイシーでフルーティな香り。

✤ ── 精油の安全性

　刺激が強いためトリートメントには注意しましょう。妊娠中は使用できません。

　血栓・塞栓症などによってワルファリンを投与されている人には、抗血小板作用を増強する可能性があるため使えません。

✤──主な成分（効能）

オイゲノール……82.36％
　　血管拡張作用、免疫強壮作用、鎮痛作用、抗ウイルス作用、分娩促進作用、
　　局所麻酔作用、血小板活性阻止作用、抗菌作用、抗真菌作用、抗寄生虫作用

β-カリオフィレン……6.50％
　　抗炎症作用、抗アレルギー作用、消毒殺菌作用、弱い降圧作用

その他

　クローブバッドの成分の特徴は、何といっても80％以上にも及ぶオイゲノール。刺激が強く、さまざまな効果の裏には、注意も伴う精油です。
　オイゲノールには分娩促進作用があるため、なかなかこない生理や出産時は活躍しますが、妊娠中には絶対禁忌となります。
　血管拡張作用が期待できるため、強い冷えや、冷えからくるさまざまなトラブルに使われますが、注意したいのはワルファリンを投与されている方には絶対に使用ができないことです。
　血小板活性阻止作用もあるといわれているため、薬の作用を増強させてしまう可能性があります。
　オイゲノールには、鎮痛作用も高く注目され、昔の歯痛の薬には、『丁子』と書かれていたものがありました。痛みを伴うさまざまなトラブルに使います。
　オイゲノールは殺菌効果も強く、その昔、日本刀の錆止めにも使われたほどです。ヨーロッパでは、クリスマスの時期に、オレンジにクローブをさして、オレンジポマンダーをつくり、乾燥しやすい時期に、空気を楽しくきれいに保つ工夫をしたのも、クローブの殺菌効果を知ってのことですね。
　独特の香りがあるので、レモンやオレンジ、ユーカリなどとブレンドしてルームスプレーや芳香拡散器を用いると、冬のかぜ予防にもつながるでしょう。ウイルスに負けない体づくりとして免疫力回復のトリートメントにもよいです。
　うまく殺菌効果を利用して使うことはできますが、オイゲノールは、刺激の強い精油。敏感肌の方は必ずパッチテストをしてから使うよう、心がけましょう。

08 クローブ Clove (Bud)

アロマテラピーの用途

✤──精神的アプローチ

　強く主張する甘い香りで気分も高まり、根拠のない自信を内側からみなぎらせてくれます。

　甘い香りは催淫効果もあり、多幸感が得られるといわれます。クレオパトラのようにローズとブレンドして、ロマンティックな演出をしてもよいかもしれません。

✤──身体的アプローチ

　抗菌作用・抗ウイルス作用があるため、かぜ・気管支炎・呼吸器系のトラブルに使えます。

　オイゲノールには神経麻痺作用があり、歯痛にもよいとされます。肩こりから歯痛が起きてしまうようなときには、肩甲骨周辺を温めたオイルでトリートメントするとよいでしょう。肩こり、腰痛、関節炎、緊張頭痛、硬直した筋肉のケアにも適し、カリオフィレンの消炎作用により緩和が期待されます。局所的な痛みを緩和するため、出産の痛み軽減にも役立ちます。陣痛促進、無月経、生理不順にもよいとされます。病後や元気がないとき、活力を与えたいとき、虚弱体質にも効果を発揮しますが、敏感肌には気をつけましょう。

　フェイシャルには向いていません。

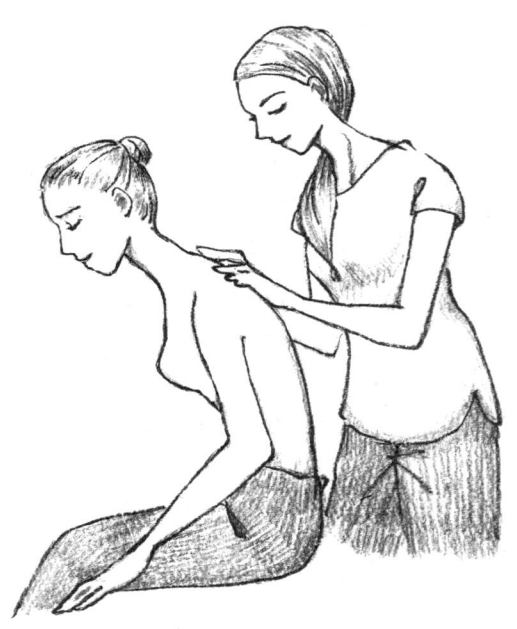

肩の痛い人の肩甲骨にアプローチ

精油の STORY

＊クローブにピッタリなあなたはこんな人

陽に焼けたワイルドで
セクシーな青年

　天日干しにして乾燥させた蕾から精油をとるクローブ。この南国のスパイスには、開く前の花のパワーがギュッと閉じ込められています。

　そんなクローブのイメージは、陽に焼けたワイルドな青年。クローブの消費量・生産量がともに世界一といわれるインドネシアでは、煙草の材料としても使用され、甘いセクシーさを感じさせる独特の香りが街に漂っています。催淫効果もあり、幸せな気分と南国の夜のような解放感を与えてくれます。

　ちょっと不良っぽく見えるクローブですが、実は正義感が強く、いざとなると悪者から守ってくれるようなキャラクター。ペスト予防にも使われたといわれるほどの抗菌・抗ウイルス力を備え、虫を寄せつけず、食品の保存にも多用されています。痛みを取り除くことにも優れ、弱った人を助けてくれるやさしさをもっています。
　真面目に勉強をしなくても、直感でものごとを判断できる賢さがあり、クローブの香りを借りると記憶力もアップします。

　個性的で強い香りは好みが分かれますが、好きな人は夢中になってしまう魅力的な精油です。クレオパトラといえばバラが有名ですが、アントニウスを自分の船に迎え入れる際には帆にクローブの香りをつけ、バラの香りとともに演出をしたといわれています。バラとクローブのブレンドは、クレオパトラの魅力を放つ香りです。このブレンドでトリートメントすると、内なる魅力が輝き始め、みるみる自信がみなぎってきます。

　疲れすぎて身体のあちこちが痛い！　肩は丸まり、すっかり老け込んでしまっているというときにトリートメントを受けると、女性性の向上だけでなく、身体強壮にも力を発揮してくれる香りです。刺激は少し強いですが、少量で使ってみる価値の高い香りです。

09 コリアンダー
Coriander

精油の基本情報

精油名	コリアンダー
学　名	*Coriandrum sativum* L.1753
科　名	セリ科
原産地	ロシア・ユーゴスラビア・ルーマニア
抽出部位	種子（果実）
抽出方法	水蒸気蒸留法

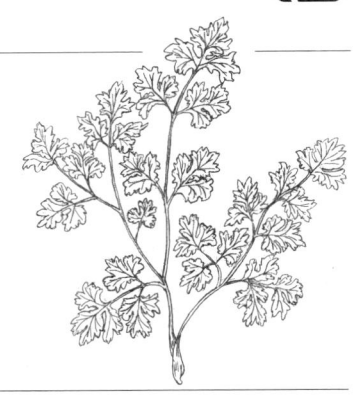

✤──植物としての特徴

　セリ科の1年草で強い香りをもち、葉は繊細でやわらかく、レースのような白い花をつけます。
　丸い緑色の種子がたくさんつき、茶色に変わります。葉は料理に、実はスパイスとして利用されています。

✤──精油の特色

　ウッディでスパイシーな甘い香りは、リナロールを多く含むため、ローズウッドにも似ていますが、ローズウッドよりもスパイシーで個性的な癖のある香りです。

✤──精油の安全性

　常識の量を越えて使用してしまうと、恍惚状態になる可能性があり危険です。

✤──主な成分（効能）

d-リナロール……74.70%
　神経強壮作用、疲労回復作用、中枢神経覚醒作用、抗菌作用、抗真菌作用、抗ウイルス作用、抗痙攣作用、免疫向上作用

カンファー……5.27%
　脂肪溶解作用、瘢痕形成作用、肝臓強壮作用、筋肉弛緩作用、去痰作用、免疫賦活作用、駆風作用、鎮痛作用、抗炎症作用

α-ピネン……4.82%
　鬱滞除去作用、空気清浄作用、抗炎症作用、抗感染作用、消炎鎮痛作用、免疫向上作用、抗菌作用、抗肥満作用

γ-テルピネン……4.31%
　鬱滞除去作用、静脈強壮作用

リモネン……3.35%
　消化促進作用、鬱滞除去作用、抗感染作用、血流促進作用、殺菌作用、抗ウイルス作用、免疫刺激作用、肝臓強壮作用、腎機能強化作用

酢酸ゲラニル……1.57%
その他

　コリアンダーの特徴は何といっても、d-リナロール。ローズウッドやラベンダーにもリナロールが入っていますが、少し特徴が違います。抗鬱作用があり、鎮静が特徴のローズウッドのl-リナロールに比べると、コリアンダーのd-リナロールは、疲労回復が得意で、元気づけるエネルギーが強いです。
　独特の香りが苦手と感じる方も多いようですが、嗅ぐとポジティブに前を向くのを助けてくれるような気持ちになります。
　セリ科の植物は、よくダイエットに用いられますが、気持ちの面でもd-リナロールが一役買ってくれます。
　ダイエット時の自分に負けそうになるネガティブな気持ちを、追い払ってくれます。

09 コリアンダー Coriander

アロマテラピーの用途

♣──精神的アプローチ

　あと一歩踏み出したいときに勇気と元気を与え、今やるべきことに神経を集中させ、アップリフティング（気分を高めてくれる）させてくれます。
　ダイエット時、ついつい自分に甘くなり、決心が緩んだり、精神が怠けたときにも、ポジティブな言葉で、決心をもう一度思い出させてくれます。

♣──身体的アプローチ

　免疫を強壮し、強い心身をつくります。テルピネンやα-ピネンにより老廃物の排出、鬱滞除去、静脈強壮作用、リンパ促進作用があり、セルライトやむくみなどの老廃物を流します。病後や、疲労がたまった体の代謝を活性化し、回復を手伝ってくれます。リウマチ、関節痛などの鎮痛効果もあります。
　全身の神経を強壮しますので、パインやローズマリー、フェンネル、グレープフルーツなど代謝促進系とタッグを組ませてブレンドすると、細胞一つひとつが元気になるような、みなぎるエネルギーが湧いてくるでしょう。
　フェイシャルには向きません。

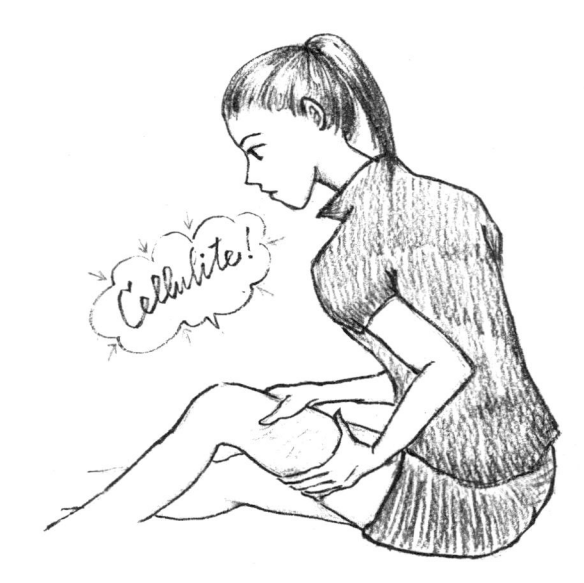

むくみ・セルライトにアプローチ

精油の STORY

＊コリアンダーにピッタリなあなたはこんな人

やる気を応援してくれる明るいチアガール

　ダイエットや勉強など、自ら必要だと思っていることに取り組みたいのに気合が入らない、なかなか取りかかれない……というときに、力を貸してくれる香りがコリアンダー。元気いっぱいに応援してくれる爽やかなチアガールのような存在です。料理に使われる香りの強い葉は「パクチー」として知られていますが、精油が抽出されるのはスパイスとしても使われる実の部分。ほどよい刺激を与えてくれるその香りは葉と同様に好き嫌いが分かれますが、スパイス系としては比較的爽やかな香りです。

　いたって明るく前向きな性格で、無気力なときや気持ちが疲れているときにハッピーな気分を与え、やる気を奮い起こしてくれます。心身のバランスを整えて活力を与え、自分自身をよい方向にコントロールする力を授けてくれます。

＊

　コリアンダーの魅力にはまってしまうのは私だけではないはず。コリアンダーという名前のサウンドもなぜか無条件に元気を与えてくれる感じがしませんか？

　頭脳明晰作用があり、受験勉強にも効果的。リンパの流れをよくし、セルライト除去作用があり、老廃物やむくみなどを排出するパワーがあります。肥大した脂肪細胞やセルライトは、怠けたあきらめの精神の現れです。トリートメントなどで、どんなに物理的な刺激を与えても、心からセルライトをなくしたいと思わない限り、残念ながらなくなってはくれません。やる気を失いかけている心を慰め、元気を与えてくれるコリアンダー。厳しくお尻をたたいて喝を入れてくれるパインとブレンドすると、ダイエットの最強応援団となってくれるでしょう。

　体だけトリートメントしても、ダイエットは成功しません。その原因となっている心の要因に、必要な香りを探してあげるのもアロマセラピストの大切な役割です。コリアンダーは話を聞き、肩をポンポンと叩いて、立ち上がらせてくれます！　少し疲れがたまり動けなくなっていただけの人に、エンジンをかけ「明日から、またやるぞー」という気持ちを応援してくれます。

10 サイプレス
Cypress

精油の基本情報

精油名	サイプレス
学 名	*Cupressus sempervirens L. 1754*
科 名	ヒノキ科
原産地	フランス・モロッコ・イタリア
抽出部位	葉、球果
抽出方法	水蒸気蒸留法

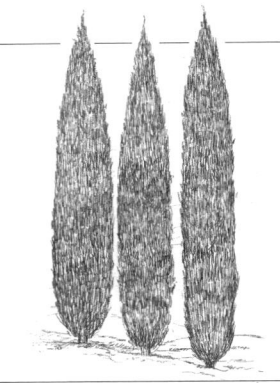

✤──植物としての特徴

　枝があまり横に広がらず、細く高い独特の形を形成し、世界中で公園樹や造園樹として重用されています。

　和名は「糸杉」で、床屋さんがカットしたようなバランスのとれた形をしています。

　イタリア・トスカーナの気候では、背が高くバランスよく育ち、5～6㎞続く有名な糸杉の並木道があります。

　腐敗しにくいため、建築材、彫刻、棺などに幅広く使用され、イギリスの邸宅ではドアが糸杉でつくられています。

　きれいな円錐形になるため、クリスマスツリーにも使われますが、死の象徴でもあり、墓地にもよく植えられます。

✤──精油の特色

　ウッディで爽やかな森林浴のような香り。ジュニパーにも似ていますが、ジュニパーのような苦みはなく、少し甘さがあります。

✤──精油の安全性

　敏感な肌を刺激する可能性があります。
　ホルモン系の働きを規則的にするので妊娠中には向きません。

✤──主な成分（効能）

α-ピネン……45.70%
　鬱滞除去作用、空気清浄作用、抗炎症作用、抗感染作用、消炎鎮痛作用、免疫向上作用、抗菌作用、抗肥満作用

δ3-カレン……15.71%
　鎮咳作用、減肥作用

酢酸α-テルピニル……4.67%
　鎮痙攣作用、神経バランス回復作用、鎮静作用、抗炎症作用

ミルセン……2.66%
　抗感染作用、抗炎症作用、強壮作用、空気清浄作用、殺菌作用、鬱滞除去作用

ゲルマクレン……2.56%
リモネン……2.49%
セドロール……1.67%
　副交感神経を優位にし、リラックス作用（自律神経系の調整）、エストロゲン様作用、血管強壮作用、鬱滞除去作用、鎮静睡眠改善作用

その他

　サイプレスの成分構成は、モノテルペン炭化水素の多さが特徴です。
　ジュニパーと構成が似ていて、ヒノキ科兄弟といわれる理由もわかります。
　これらのモノテルペン炭化水素類には、体では老廃物を流す力があり、空気では森林浴の特徴でもある空気浄化につながっている成分でもあります。
　ジュニパーとサイプレスはときに、同じように扱われますが、サイプレスはエステルを多少含み、フルーティな甘さをもつところから、ジュニパーよりも女性に寄り添った香りです。じっくり嗅ぎ比べると、香りの放つ特徴が違うのはよくわかります。
　サイプレスは、セドロールのホルモンバランス調整が期待でき、女性特有のトラブルにも使われます。すっきりとした甘すぎない香りで女性に寄り添ってくれるサイプレスの香りを、ぜひ、日常から活用したいですね。

10 サイプレス Cypress

アロマテラピーの用途

✤──精神的アプローチ

精神を浄化し、迷いをなくしてくれます。心に落ち着きをもたらし、ヒステリーやイライラ、怒りを鎮めます。

芳香浴や入浴に使用するとよいでしょう。ティッシュに1滴垂らしてインスタント森林浴を楽しむのもよいでしょう。

✤──身体的アプローチ

体液のバランスをとるため、むくみ・セルライトなどによいとされます。汗をたくさんかいたときのデオドラント効果や、下痢のときは腹部に温めたブレンドオイルを塗布したり、体液を多く排出しすぎている状態にも役立ちます。

また、ホルモン調節作用もあり、重い月経にも効果を発揮します。セドロールの血管収縮作用により、静脈瘤に対してブレンドオイルを塗布するとよいです。

フェイシャルでは、皮脂分泌過剰、開きすぎた毛穴、脂性の赤ら顔などにおすすめです。特にメンズのフェイシャルにはおすすめです。

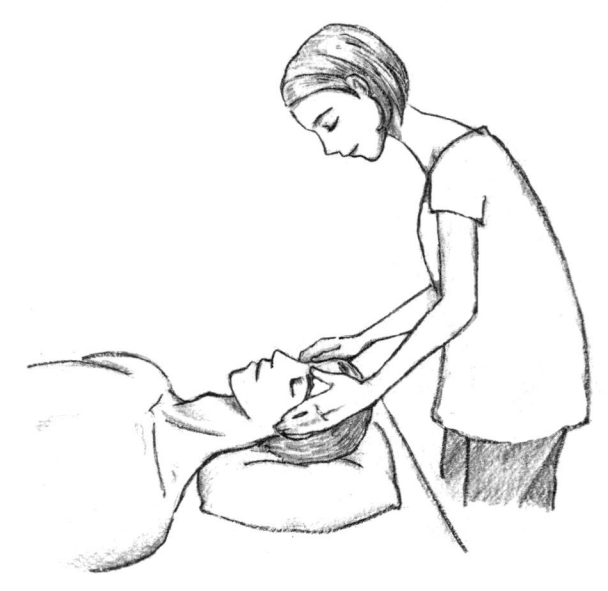

男性へのフェイシャルトリートメント

精油のSTORY

＊サイプレスにピッタリなあなたはこんな人

女性の悩みを理解して
くれる心穏やかな青年

　青空にまっすぐにそびえ立つ糸杉から抽出されるサイプレス。葉はまるで人の手で切り揃えられたかのように整い、枯れにくく1年中緑色をしています。端正な顔立ちで、いつも穏やかな白いシャツが似合う青年を思わせます。痩せて背が高く、どこか中性的な魅力があります。「自分」をしっかりもち、人との距離感を上手に保ちながらバランスよく生きているようなキャラクターです。

　南フランスに行くと、よく糸杉の木を見かけます。すらっと伸びた糸杉が風景にあるだけで、何気なく撮った写真までもがすてきなポストカードのようになってしまいます。糸杉のおしゃれでスマートないでたちが風景のアクセントになってくれているからでしょう。

　まっすぐで無駄のないその姿のように、マイナスの感情、むくみやセルライトなど、不要なものを洗い流してくれる作用があります。自分にとって本当に必要なもの、軸となる部分が自然と見えてくるのを手伝ってくれるような透明感のある香りです。また、女性ホルモン様作用をもち、女性の悩みを理解してくれるという特性があります。

　特に構えることもなく「なぜかこの人には自然に悩みを話してしまった」と思えるほど、サイプレスの香りには素直に心を開く作用があります。話を聞いてもらうだけで感情やイライラが静まり、迷いがなくなっていきます。もちろん、男性にも同じような作用があります。サイプレスの香りはよく男性化粧品にも使われるユニセックスな香りです。

　球果が卵巣に似ていることから、昔から女性系トラブルによいのでは？と噂され、成分的にも女性ホルモン調節作用があるのが驚きです。女性にも男性にもよい精油です。なぜかわからない不安があるとき、気持ちを落ち着かせ、ニュートラルな自分を取り戻したいときにぴったりな精油といえるでしょう。

11 サンダルウッド
Sandalwood

精油の基本情報

精油名	サンダルウッド
学　名 （原産地）	*Santalum album* L. 1753; *Santalum spicatum* (R. Br.) A. DC. 1857 (Australian); *Santalum austrocaledonicum* Vieill. 1861 (New Caledonian); *Santalum paniculatum* Hook. & Arn. 1832 (Hawaiian)
科　名	ビャクダン科
抽出部位	心材
抽出方法	水蒸気蒸留法

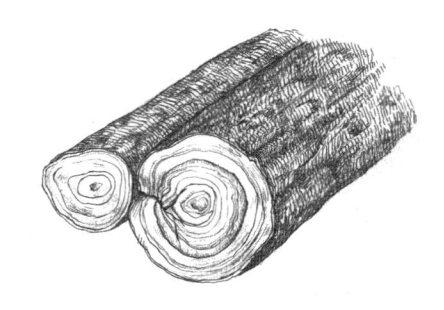

✤──植物としての特徴

他の木の根に、根を差し入れて養分をとる半寄生性の常緑樹で、成熟して伐採されるまでには約60年がかかるといわれます。香りが含まれる心材部分も、成熟過程の中で形成されます。インドのマイソール産が最高品質とされますが、現在は絶滅が危惧されているため大変高価で貴重なものとして幻に近くなっています。最近ではオーストラリア、インドネシア、ニューカレドニア、中国、ハワイでも多く産出されています。心材の黄色がかった部分ほど香りが豊かで、外側にあたる白っぽい部分は香りも薄くなります。

✤──精油の特色

ウッディで甘く、エキゾチックで線香のような強い存在感のある香り。
インド産よりもオーストラリアやニューカレドニア産はドライ。

✤──精油の安全性

衣服につくとなかなか匂いがとれないため注意して使いましょう。また、抑鬱がひどい場合は症状を悪化させるおそれがあります。また催淫作用も強いため、その点にも十分注意が必要です。

✤——主な成分（効能）

α-サンタロール……35.22%
β-サンタロール……11.61%
ヌシフェノール……6.28%
エピβ-サンタロール……4.90%

　上の4つはサンダルウッドの特徴成分のセスキテルペンアルコールで、心臓強壮作用、ホルモン様作用、静脈・リンパ鬱滞除去作用、強壮刺激作用、殺菌消毒作用、鎮静作用、抗真菌作用、尿路不全回復作用など

β-サンタレン……1.66%
エピβ-サンタレン……1.27%
α-サンタレン……1.13%

　上の3つはサンダルウッド特有のセスキテルペン炭化水素で、抗炎症作用、鎮静作用、抗菌作用、静脈・リンパ鬱滞除去作用、鎮静作用、抗真菌作用、尿路不全回復作用など

　サンダルウッドの特徴成分である　セスキテルペンアルコールのサンタロールとセスキテルペン炭化水素のサンタレンが、特徴的な甘いベースノートをつくります。

　今では入手が困難になってしまった、インド産のサンダルウッドは、サンタロールの含有率がはるかに高く、甘く、深く、心の奥に静寂と鎮静をもたらす何ともいえない香りでした。

　それを知ってしまうと、オーストラリア産は、どうしても、奥行きが足りず、ドライですが、いつかインド産の復活を信じて、オーストラリア産と仲よく、そして、オーストラリア産も大切な環境保護のために、1滴、1滴を無駄なく、大切に使う必要があるでしょう。

　2つの特徴的な成分は、機能的にも特に呼吸器系、泌尿器系に対して有効的に働いてくれます。

　呼吸器、泌尿器のあらゆるトラブルに使われ、それがストレスからきているものなら、なおさら有効です。

サンダルウッド

11 サンダルウッド Sandalwood

アロマテラピーの用途

✤――精神的アプローチ

　日本人が嗅ぐと、寺院にいるような気持ちや、線香を嗅いでいるような気持ちになります。DNAに響く、昔から知っている懐かしいオリエンタルな香りで、深いリラクゼーションをもたらします。静寂という言葉がぴったりで、嗅ぐと、時間が止まり、異空間にいるような気持ちになることも。自分の内面に意識を集中させやすいので、あくせくした気持ちが空回りしてしまっているときなど、自分を見つめ直す瞑想（めいそう）にぴったりでしょう。

✤――身体的アプローチ

　声がれ・咳などの呼吸器系のトラブル全般によいです。芳香浴や吸入がおすすめです。かぜなどウイルス性の咳だけではなく、緊張やストレスからくる止まらない咳やのどの不調に、ベンゾインやフランキンセンスなどとブレンドして、固くなった腹部、肩甲骨、デコルテ、二の腕などにアプローチしてみましょう。思いがけないほど呼吸が楽になる場合があります。

　膀胱炎などの泌尿器系のトラブルにもよく、腰浴や入浴時に使用するとよいでしょう。

　心臓の強化とスローダウンに向いているので、芳香浴をして精神を落ち着かせて、デコルテのトリートメントを行うと、ホルモンバランスの正常化などに効果をもたらします。また、不感症やインポテンツにもよいとされています。

　乾燥肌・老化肌などを軟らかくしてひきしめる作用もあります。ローズとブレンドしたフェイシャルトリートメントは贅沢なひとときをもたらしてくれます。

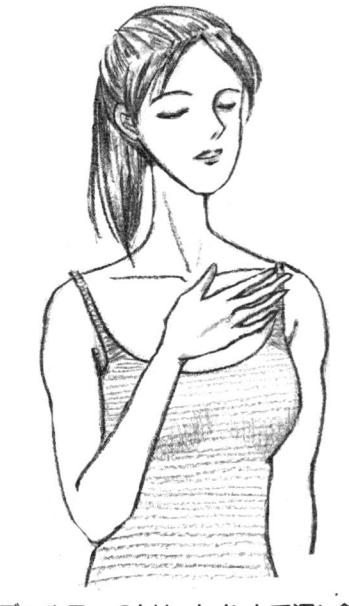

デコルテへのトリートメントで深い鎮静

精油の STORY

＊サンダルウッドにピッタリなあなたはこんな人

心穏やかに祈りの日々を
過ごすアジアの高僧

　寺院や仏像に用いられるなど、宗教との関わりが深いサンダルウッド。香りのよい木材は虫を寄せつけず、古くから長きにわたって信仰を助けてきました。その香りは神聖なものとされ、瞑想や埋葬などに使われ、人の悲しみを癒します。

　人物イメージは、歴史あるアジアの寺院の高僧。俗世間から離れたところで、日々心穏やかに平安を祈る生活を送っています。強い鎮静力をもち、訪れる人を癒し、迷いや恐れ、不安などのマイナスの感情を浄化してくれます。救いを求める人たちに黙って道を示してくれるような強い香りです。

　どうしても頭でばかり考えてしまうときや、自分自身の内面をしっかり見つめ直したいとき、サンダルウッドは身体に意識を向けさせ、呼吸を整え、深いリラックスを与えます。
　心と身体を統合し、魂・生命体としての自分を取り戻させてくれます。

＊

　サンダルウッドは、ユーカリとは対照的で生長がゆっくりな木です。大切に年数を重ねて、芳香を含む年輪をつくります。いろいろな経験や苦労も重ねて年輪を刻み、人生の酸いも甘いも経験し、その経験を自分だけでなく人のためにも使えるような人に、この希少なサンダルウッドは捧げられてきました。

　私たち日本人にとっては、サンダルウッドはDNAに響く懐かしい香り。西洋の人にとっては異国オリエントのスタイリッシュな香り。育った場所によってもサンダルウッドの捉え方が違うのも興味深いですね。

　サンダルウッドは非常に香りが強く、衣服やタオルなどについた香りはなかなかとれないため、使用する際は注意が必要です。近年は原材料となる白檀の木が減少し、非常に高価で入手しにくくなっています。その神聖さを守ることはもちろん、自然環境のためにも乱用を避け、大切に使っていきましょう。

12 シダーウッド アトラス
Cedar, Atlas

精油の基本情報

精油名	シダーウッド アトラス
学　名	*Cedrus atlantica* (Endl.) G. Manetti ex Carrière 1855
科　名	マツ科
原産地	モロッコ
抽出部位	樹木
抽出方法	水蒸気蒸留法

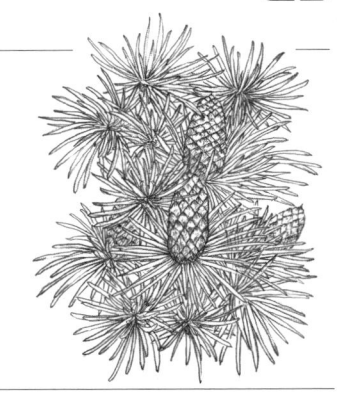

✤──植物としての特徴

　学名のケドルスはギリシャ語で「煙でいぶす」「薫蒸する」、アトランティカは「アトラス山脈」の意味。シダーウッド アトラスはアルジェリアとモロッコにまたがるアトラス山脈が原産の樹木で、樹齢は1,000〜2,000年あり、「力の木」と呼ばれていました。

　高さ30mほどに育ち、堂々とそびえ立つ姿が印象的です。

　短い無数の針葉をつけ、赤褐色で円筒形の球果を上向きにつけています。球果は男性の生殖器に例えられることもあります。

✤──精油の特色

　ウッディで甘いバルサム調の香りがしますが、ドライで奥に芯を感じる香り。

✤──精油の安全性

　敏感肌を刺激する可能性があります。
　妊娠中は避けるべき精油です。

✤──主な成分（効能）

β-ヒマカレン……47.85%

α-ヒマカレン……18.70%

γ-ヒマカレン……10.27%

　シダーウッド アトラス特徴的なセスキテルペン炭化水素のヒマカレンは、リンパ強壮作用、静脈強壮作用。鬱滞除去作用があり、老廃物を流すのに適した成分です。抗アレルギー作用もあります。

アトラントン類……4.13%
　粘液溶解作用、脂肪溶解作用、静脈鬱滞除去作用、去痰作用

　シダーウッド アトラスは、この精油特有の成分を含むのが特徴です。

　非常にまれなセスキテルペン類、ヒマカレンは、抗アレルギー、抗ヒスタミンとしても注目され、花粉症などもよいとされています。花粉症になる前から、デコルテトリートメントなどをしておくとよいでしょう。

　セスキテルペン炭化水素のヒマカレンは、リンパの流れの改善も期待できます。滞った場所に勢いをつけてくれそうです。

　また、同じくシダーウッド アトラス特有の特殊成分、セスキテルペンケトンのアトラントンは、ケトン特有の脂肪溶解作用が期待できます。

　一つの精油の中に、老廃物を分解し、流してくれるという、ヒマカレンとアトラントンの黄金ダブルコンビで、むくみ、セルライト、肥満撃退に適した精油ともいえるでしょう。

　ダイエットに使いたい精油リストに新しく加えたい精油です。

12　シダーウッド アトラス Cedar, Atlas

アロマテラピーの用途

✤――精神的アプローチ

雑念を取り去り、道に迷った人を正しい道に戻すような力をもち、精神力の源とも呼ばれます。

情緒が不安定で、人の意見にすぐに惑わされてしまうような人には精神にぐらつかない中心軸を与えてくれます。そして、それを信じて進んでいける力を与えてくれます。

✤――身体的アプローチ

ヒマカレンには粘液の流れを助ける粘液排出作用の働きがあり、腎臓強壮や泌尿器の殺菌作用もあります。また、呼吸器系の吸入剤として、ユーカリに加えて使われることがあります。

粘液の分泌過多の抑制ができるので、脂性肌やじゅくじゅくした水虫にも効果があります。

リンパ機能向上作用、脂肪溶解作用などの働きもあるため、ダイエットやセルライト除去にも効果を発揮します。特に、ぐらついた精神でダイエットが成功しにくいときには、シダーウッド アトラスを選ぶべきでしょう。

フェイシャルには不向きですが男性の過剰な脂性肌、角質が肥厚した肌などにはよいでしょう。

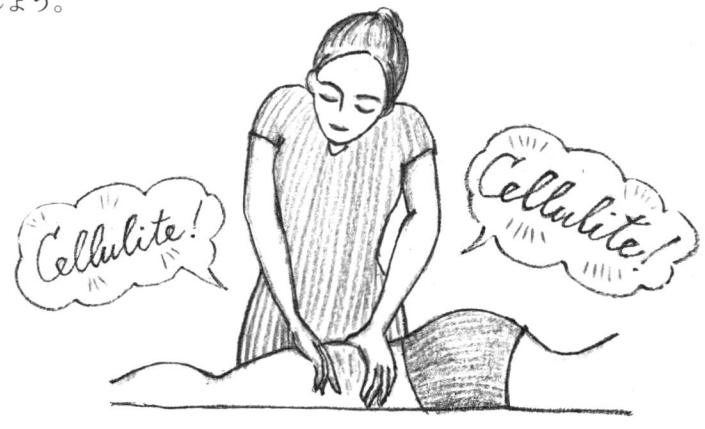

セルライトもみだしトリートメント

精油の STORY

＊シダーウッド アトラスにピッタリなあなたはこんな人

人里離れた森の中で静かに暮らす男性

　1,000〜2,000年もの樹齢をもつというシダーウッド アトラスの木は、歴史を見守ってきた神様のような存在。寺院の薫香としても使用されてきたことから、神秘的なイメージも感じさせます。

　そんなシダーウッド アトラスの人物像は、人里離れた森の中で、ひっそりと自給自足の生活を送る熟年男性。豊かな人生経験をもち、自然を愛し、自然とともに生きる強さとたくましさをもっています。何千年もの未来を見据え、まるで宇宙と交信しているかのようにスケールの大きな視野でものごとを考えるところもあります。
　日常の生活に追われ目標を見失っている人に、シダーウッド アトラスはより長期的な目線で「人生」を捉えるよう促します。多くのことは語りませんが、道に迷った人を本来の道に戻すように、ぶれない目標や発想をもつことの大切さを教えてくれます。

　身体への作用も、小さな傷を治すような即効性よりも、長期的にバランスを整えることに向いています。
　目の前のことから顔を上げさせ、未来に向けた静かな決断を応援してくれる香りです。

＊

　シダーウッド アトラスはヒマカレンやアトラントンを含むため、ダイエットやセルライトにも使用してきましたが、痩せたいと悩む多くの女性の気持ちの裏にある「何のために痩せたいのか」「なぜ、自分はきれいになりたいのか」という本当の気持ちに気づく手助けもしてくれます。情緒不安定で、目標を失ってしまうとき、樹齢1,000年のシダーウッド アトラスは、心の中心軸をしっかりと築いてくれます。心の乱れた軸を戻し、体の老廃物を流してくれるこの植物は、精神的にもしっかりと作用してくれるはずです。ただ痩せるだけのダイエットではなく、自分の身体の声や心の声に気づくきっかけにもなるのです。

13 シダーウッド バージニア
Cedar, Virginia

精油の基本情報

精油名	シダーウッド バージニア
学　名	*Juniperus virginiana* L. 1753
科　名	ヒノキ科
原産地	北アメリカ
抽出部位	**樹木**
抽出方法	**水蒸気蒸留法**

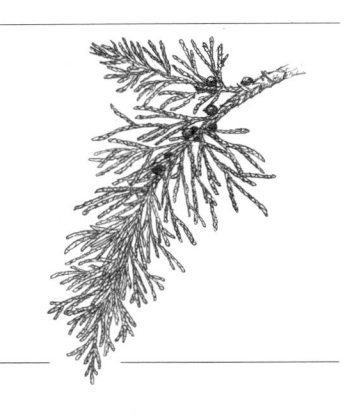

✣──植物としての特徴

学名はヒノキ科を表すジュニペルスと、北アメリカを指すバージニアに由来しています。

「赤杉」とも呼ばれますがヒノキ科の植物で、マツ科のシダーウッド アトラスとは異なる植物です。

北米の東部から中部にかけての一帯を原産とするヒノキ科の針葉常緑樹で、15mぐらいの高さまで生育します。

鉛筆がつくられることでおなじみのため、「エンピツビャクシン」とも呼ばれます。

✣──精油の特色

ダークトーンのウッディなヒノキ調の香り。
鉛筆の芯を削ったときの香りがします。

✣──精油の安全性

シダーウッド アトラス同様に、敏感肌を刺激する可能性があります。
妊娠中は使用できません。

♣──主な成分（効能）

α-セドレンとβ-セドレン……24.00％
　　鬱滞除去作用、リンパ強壮作用、鎮咳作用

セドロール……22.60％
　　副交感神経を優位にし、リラックス作用（自律神経系の調整）、鬱滞除去作用、
　　エストロゲン様作用、血管強壮作用、鎮静睡眠改善作用

ツヨセプン……22.10％
クパレン……1.40％

　マツ科のシダーウッド アトラスと、ヒノキ科であるシダーウッド バージニアは、精油全体の効能は似ていますが、成分構成は異なります。
　シダーウッド アトラスには含まれない、シダーウッド バージニア特有のセスキテルペン炭化水素のセドレンは、リンパの流れを改善し、鬱滞除去作用が期待できます。ヒノキ科特有の流す力をもっていることがわかります。
　また、サイプレスに少量含まれていたセドロールを、シダーウッド バージニアは、20％以上も含みます。
　鬱滞除去作用はもちろん、エストロゲン様作用も注目です。
　副交感神経を優位にしながら、集中力をもたらせてくれるのも、このセドロールが一役買っているでしょう。

13 シダーウッド バージニア Cedar, Virginia

アロマテラピーの用途

✤──精神的アプローチ

　ストレスをほぐしながら、リラックスさせた状態で集中力を高めたり、自然な眠りに誘うことが得意な精油です。
　不眠症、イライラ、集中力低下などに効果的です。試験勉強などで、鉛筆の匂いを嗅ぐと集中力が上がるといわれますが、まさにシダーウッド バージニアの香りの力といえるでしょう。

✤──身体的アプローチ

　むくみ、セルライトなどによいので、ブレンドオイルでリンパ節を刺激してトリートメントするよいでしょう。静脈瘤に対して血管壁を強くする作用が期待できますので、症状が深刻な場合でなければ、アルニカオイルにブレンドしたオイルを塗布しておくとよいでしょう。エストロゲン様作用もあるので、更年期や女性系トラブル全般によいですが、香り自体に女性らしさが足りないので、イランイランやゼラニウムなどフローラル系とブレンドしてトリートメントするとよいでしょう。呼吸器系疾患にも効果があります。
　フェイシャルに向いている精油ではありませんが、脂性肌、硬化した肌、にきびなどに使う場合があります。

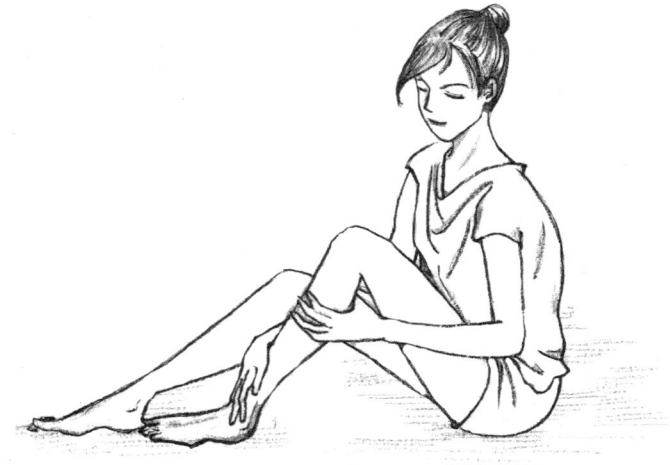

ふくらはぎのトリートメント

精油のSTORY

＊シダーウッド バージニアにピッタリなあなたはこんな人

青空の下で楽しい授業をしてくれる教師

　集中とリラックスは相反するところがありますが、本当の集中力は、緊張の中ではなく、リラックスの中でこそ得られるものです。勉強や受験のときなどはその両方の力がほしいものです。そんなとき、頼りになるのがヒノキ科の精油です。ヒノキ科の精油にはジュニパーやサイプレスなどがありますが、中でも最も集中に向いているのがシダーウッド バージニアです。樹木はエンピツビャクシンとも呼ばれ、まさに鉛筆そのものに使われています。鉛筆を削ったときの香りに癒された経験はありませんか？

　マツ科のシダーウッド アトラスよりもリラックスしながら脳の働きをよくしてくれます。そんなシダーウッド バージニアのイメージは、自然の中でわかりやすい授業を展開してくれる青空学校の先生。光や風、香りなどを五感で感じながら、楽しく授業を受けることができます。ただ机に向かうよりも、リラックスして楽しみながら勉強したほうが身につくというのがシダーウッド バージニア先生のポリシー。押しつけよりも、自らの意思で勉強するほうが理解力も高まり、身につくことを知っているのです。

　五感で楽しみ、リラックスさせるだけではなく、勉強の邪魔になるさまざまな誘惑を排除し、集中させる力ももっています。試験でよい結果を出すだけでなく、生徒の人生によい影響をもたらしてくれる真の教育者といえるでしょう。

＊

　「短期的な集中力にはペパーミントをこめかみに」なんてよく使われますが、長期的な集中や、やる気が出ないけれど今日中にやらないといけないときには、シダーウッド バージニアの力を借りてみましょう。森林浴をしたときのように脳からアルファ波が出て、あなたによい集中力を起こしてくれるはずです。

　こり固まった脳からは、よいアイデアや集中は生まれませんが、ちょうどよいリラックスの中からは予想外のよいアイデアが浮かぶかもしれません。

14 シナモン リーフ
Cinnamon Leaf

精油の基本情報

精油名	シナモン リーフ
学　名	*Cinnamomum verum* J.S. Presl 1825
科　名	クスノキ科
原産地	スリランカ・マダガスカル・コモロ諸島・インド南部・ミャンマー・インドシナ
抽出部位	葉
抽出方法	水蒸気蒸留法

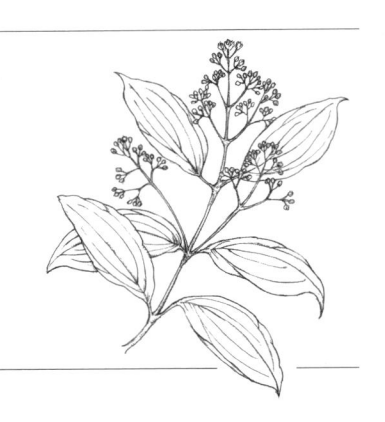

✤──植物としての特徴

　熱帯に生育するクスノキ科の常緑樹で、1年中花が咲いています。自然の状態だと10mほどにも生長するそうです。
　精油のシナモン リーフは葉から抽出されます。シナモンの葉は、はっきりとした葉脈があり、大きく、ツヤもあります。
　精油のシナモン バーグは、シナモンの樹皮から抽出されます。
　香辛料としては、樹皮を剥がして乾燥させたシナモンスティックや、粉末状にしたシナモンパウダーが知られ、料理やお茶の香りづけなどに広く使用されています。

✤──精油の特色

　温かく甘く、スパイシーで鼻に強く残るドライな香り。

✤──精油の安全性

　とても強力な精油なので使用量に注意が必要です。
　敏感肌には刺激を与える可能性があり、妊娠中は避けるべきです。
　花蕾や樹皮（バーグ）から抽出されたものより葉（リーフ）のほうが、安全性が高く作用が穏やかです。
　オイゲノールが主成分のため、抗血小板作用を増強する可能性があります。

✤──主な成分（効能）

オイゲノール……77.80%
　　血管拡張作用、免疫強壮作用、鎮痛作用、抗ウイルス作用、分娩促進作用、
　　局所麻酔作用、血小板活性阻止作用、抗菌作用、抗真菌作用、抗寄生虫作用

酢酸オイゲニル……3.60%
　　緊張緩和作用

β-カリオフィレン……3.24%
　　抗炎症作用、抗アレルギー作用、消毒殺菌作用、弱い降圧作用

安息香酸ベンジル……2.36%
　　神経バランス回復作用、鎮静作用、鎮痛作用、抗炎症作用、多幸感作用、抗鬱作用、
　　精神的な痛みや不安の鎮静

リナロール……2.26%
シンナミックアルデヒド……1.47%
　　血流増加作用

酢酸シンナミル……0.22%
その他

　クローブ同様、オイゲノールが多いので、刺激が強く、さまざまな効果の裏には、注意も伴う精油です。オイゲノールは、子宮を興奮させ、分娩促進があります。生理不順や、出産時にはよいですが、妊娠中は絶対禁忌です。
　鎮痛・麻酔効果に優れ、冷えと痛みが一緒に伴う症状に使うとよいでしょう。
　背中のこりや、腹部の痛み、ストレスからくるものには、加温して痛みを和らげてくれるはずです。
　オイゲノールと、少量エステルの成分により、筋肉の痙攣を和らげ、関節の痛みを鎮めるのにも役立ちます。
　注意したいのはワルファリンを投与されている方には絶対に使用ができないことです。血小板活性阻止作用もいわれているため、薬の作用を増強させてしまう可能性があります。殺菌効果も強いため、空気の浄化や、免疫を強壮するのにも役立ちますが、オイゲノールの成分自体は、刺激が強いので、敏感肌の方には注意が必要です。

14　シナモン リーフ　Cinnamon Leaf

アロマテラピーの用途

♣──精神的アプローチ

　心を温め、励まし元気づける作用があります。疲弊しきって心が冷たくなったときに、心に深い愛情を与えてくれる香りです。失いかけた、忘れてしまった愛をもう一度思い出させてくれる香りです。寂しいときに温かい紅茶のように心を加温してくれます。

　一方で、性的な魅力を高めてくれる香りでもあります。ミントと合わせたブレンドも魅惑的です。

♣──身体的アプローチ

　生殖器を刺激するのと、温めることを得意としていて、冷えを誘発する女性系トラブルに有効です。生理不順、月経痛、更年期障害の冷え、のぼせ、肩こりなどに使用されます。

　自律神経系ラインが多く通る背骨の脇にアプローチしたトリートメントを行いましょう。鎮痛作用もあるため、こりすぎたり、内臓が弱ったことによって起こる背中の痛みなどにもよいです。内臓が痛むと、肩甲骨周辺と背骨ラインの腰より上のラインが固くなったり痛むので丁寧にケアしてあげましょう。

　体全体の強壮作用があり、免疫力を高め、体温を上げる加温作用も優秀なため、かぜの治りを早めます。病後のトリートメントにもよいでしょう。胃腸を温めたり痙攣を防ぐ効果もあり、消化不良にもよいです。やさしく腹部にアプローチしましょう。刺激が強いため、一般的なフェイシャルには使用しません。クレイパックなどに1〜2滴使用し、炎症にきびに使用することはあります。

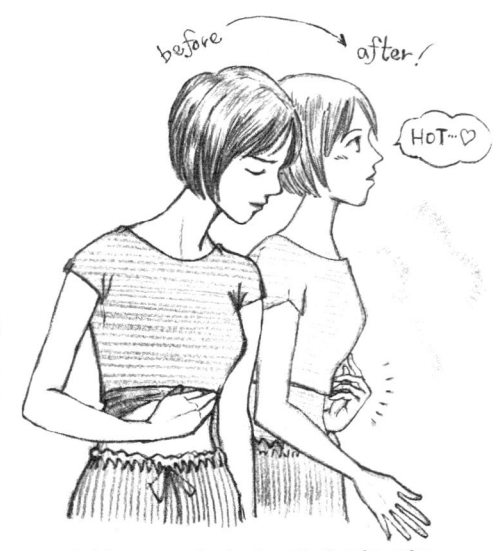

腹部のトリートメントで全身ぽかぽか

精油の STORY

＊シナモン リーフにピッタリなあなたはこんな人

大人の魅力をもつ 個性派の名脇役

　冬のブレンドやクリスマスの香りづくりに欠かせないシナモン。嗅ぐだけで誰もが笑顔になり、心も身体も温めてくれるような香りです。

　例えるならば、個性派の名脇役であるベテラン女優。その存在感のある個性的な甘い香りはブレンドの際、やや相手を選ぶものの、使用量を調節すれば香りに深みを与えてくれます。アップルパイやカプチーノなどにスパイスとして使用するのと同様に、彼女が登場すると主役が引き立ち、安心してストーリーを味わえる、そんな印象の香りです。

　いつも笑顔で愛情にあふれる彼女の前では、誰もが心を開き素直になることができます。かといって母親のように人を甘やかすことはなく、相手を大人として扱い、心を温め、ハッピーな気持ちへと導いてくれます。

　落ち込んでいるときに賑やかすぎる人とは会いたくないものですが、シナモンの強い香りはそれをわかっていながら近づいていって相手を励ますような世話好きなところがあります。

　適度な刺激を与えることで心と身体を活性化し、生きる喜びを思い出させてくれるシナモンの香りに触れると、ふさぎ込んでいた人も顔を上げ、少しずつ元気を取り戻していくでしょう。

＊

　シナモンの最大のテーマは「愛」。それもわかりやすいものではなく、あまりわからないところでじわじわと温めてくれるような愛を感じます。寂しさは、背中の自律神経や肩甲骨に出ます。痛みや冷たさに変わって、それを信号として知らせます。愛情不足や、愛を欲している人には背中のトリートメントで使うとよいでしょう。

　シナモンの香りでトリートメントすると、内臓が温まり、人によっては汗が出るような感覚になる人もいます。刺激が強いので敏感肌の人は注意が必要ですが、女性としての自信を失いかけてしまった更年期の女性や、子どもが独立した寂しさを感じている方に使ってきました。「愛がなくなったわけではない」「自分で勝手にそう思い込んでしまっただけ」と、そっと気づかせてくれ、じんわりと心を温めてくれるのもシナモンの役割です。

15 ジャスミン
Jasmine

精油の基本情報

精油名	ジャスミン
学　名	ロイヤル ジャスミン： 　*Jasminum grandiflorum* L. 1762 ジャスミン サンバック： 　*Jasminum sambac* (L.) Aiton 1789
原産地	アルジェリア、モロッコ、エジプト、イタリア、フランス、イラン
科　名	モクセイ科
抽出部位	花
抽出方法	揮発性有機溶剤抽出法

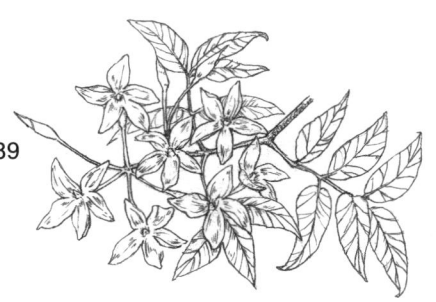

✣──植物としての特徴

　蕾は淡いピンクからやや濃い色で、開くと白になる5弁の星形の花であるジャスミン。月夜に魅惑的に咲き誇り、強い芳香を放ちます。夜が明け、陽が差し込むと香りがなくなります。そのため、ジャスミンを摘む作業は芳香の強い夜明け前に行われます。

　1 mlのジャスミン アブソリュートをつくるのに、およそ8,000もの花びらが必要で、とても貴重な精油です。精油として出回っているジャスミンは主に2種類、ロイヤル ジャスミンとジャスミン サンバックです。流通している精油はジャスミン サンバックのほうが高価で、本物に出会える率も低くなります。

✣──精油の特色

　ロイヤル ジャスミン：非常に濃く甘くエキゾチックなフローラル調の香り。
　ジャスミン サンバック：ややグリーン調でジャスミンティーそのものの香り。

✣──精油の安全性

　通経作用があるため、妊娠中の使用はできません。
　強い濃度で嗅ぎすぎると頭痛や吐き気を起こす可能性があります。

✣──主な成分（効能）

●ロイヤル ジャスミン

酢酸ベンジル……32.54％
　興奮作用（脳波覚醒作用）
安息香酸ベンジル……18.87％
　神経バランス回復作用、鎮静作用、鎮痛作用、抗炎症作用、多幸感作用、抗鬱作用、精神的な痛みや不安の鎮静
イソフィトール……8.45％
　ホルモン様作用、ストレス解消作用
フィトール……10.29％
　ホルモン様作用、ストレス解消作用
酢酸フィチル……6.90％
リナロール……5.90％
　鎮静作用、交感神経の興奮を鎮める作用、血流増加作用、抗鬱作用、中枢神経抑制作用、抗菌・抗真菌作用、抗炎症作用、弱い局所麻酔作用
シスジャスモン……0.05％
その他

　酢酸ベンジルは興奮作用があり、神経や子宮への興奮も期待できます。
　安息香酸ベンジルは、鎮静作用があります。2つの特徴的なエステルがロイヤルジャスミンの魅力的な2面性をつくっているのかもしれません。エステルの豊富さから芳醇で濃厚な花の香りがやみつきになります。

●ジャスミン サンバック

α-ファルネセン……15.31％
　抗アレルギー作用、抗炎症作用
ゲルマクラジエン-4-オール……8.74％
アンスラニル酸メチル……6.83％
　催淫作用、強い緊張緩和作用、多幸感作用
酢酸ベンジル……5.09％
　興奮作用（脳波覚醒作用）
リナロール……4.58％
　鎮静作用、交感神経の興奮を鎮める作用、血流増加作用、抗鬱作用、中枢神経抑制作用、抗菌・抗真菌作用、抗炎症作用、弱い局所麻酔作用
ベンジルアルコール……3.51％
　強い抗痙攣作用、抗炎症作用、多幸感作用
フェニルエチルアルコール……1.20％
ネロリドール……0.79％
その他

　ジャスミン サンバックの成分の特徴は、呼吸器に作用するα-ファルネセンが特徴で、濃厚なジャスミンのテイストはありますが、ロイヤル ジャスミンに比べると香りはグリーン調になります。ジャスミンティーそのものの香りが特徴です。

15 ジャスミン Jasmine

アロマテラピーの用途

✤——精神的アプローチ

　女性としての自信を取り戻させてくれる香りです。頑張りすぎて意固地になっている気持ちをほぐし、女性性の欠乏した状態から抜け出させてくれます。情緒に深く作用し、感情の混乱からくる不安を和らげる作用もあります。また、出産に対する不安や、産後のマタニティーブルーの気持ちにも効果的。更年期特有の女性性の喪失感への不安な気持ちにも働きかけてくれます。思春期の生理不順には、高い濃度で用いなければ、大人の階段を上る手伝いをしてくれるはずです。甘美でエキゾチックな香りは催淫効果も期待できます。

✤——身体的アプローチ

　あらゆる女性系のトラブルに効果的です。子宮強壮作用があることから、出産時の陣痛の促進、母乳ケア、産後のケア、思春期における未発達の子宮、月経不順、更年期などによいです。女性だけではなく、男性の生殖器トラブルにもよいといわれます。

　ジャスミンを使用する際は、ブレンドに隠し味で使用することをおすすめします。トリートメント前に十分にブレンドオイルを深い呼吸とともに鼻で吸い込んで楽しんでいただき、脳に香りをインプットした後、トリートメントをするとよりよい効果が期待できます。

　ジャスミン サンバックは、α-ファルネセンを含むため、呼吸器のトラブルにもよいです。デコルテへのトリートメントがよいです。

　アブソリュートのため、通常フェイシャルには使用しませんが、肌が丈夫でパッチテストもOKな場合、0.5％濃度で使用してみると、心にアプローチする効果なのか、肌にハリツヤが出るケースがありました。

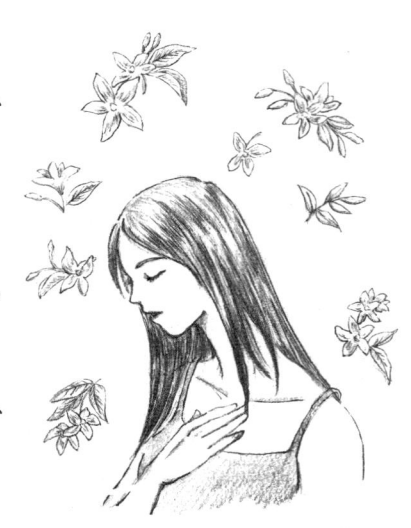

デコルテへのトリートメントで女性性の向上

精油のSTORY

＊ジャスミンにピッタリなあなたはこんな人

「光」と「影」の二面性をもつ魅力的な女性

　ローズと同様に華やかな香りで女性を主役にしてくれるジャスミン。単独で香水にもなる濃厚な香りは、内なる女性性を呼び覚ましてくれる力をもっています。

　太陽のようにポジティブなパワーにあふれるローズと比較すると、夜明け前に強い芳香を放つジャスミンは月のイメージ。出産や失恋など、女性特有の「痛み」を受け入れ、その上でなお、女性である喜びを噛みしめる「光」と「影」の魅力をもつ大人の女性のようです。「悲しみ」を否定せず、涙を誘導して洗い流すような深いやさしさをもっています。

　また、清楚でありながらセクシー、仕事でキャリアを磨きながらも家庭ではやさしい母親として子どもと接するなど、昼と夜で違う顔をもつ二面性もジャスミンの魅力です。

　女性であることのマイナス面にとらわれてしまったり、女性としての自信がもてなくなったとき、不安な気持ちを沈め、自分のもつ女性性を分け与えてくれます。自信のなさは自己矛盾からくることもありますが、ジャスミンはその矛盾をとらえどころのない「魅力」に変換させ、相反する要素のそれぞれを肯定してくれます。
　どんな自分も自分自身であることを受け止め、癒しを与えてくれる深い愛情をもつアロマです。

＊

　ジャスミンには、2種類の精油があります。ロイヤル ジャスミンとジャスミン サンバックです。ロイヤル ジャスミンは、より濃厚でかすかに放つ獣臭が性的な魅力も感じさせます。ジャスミン サンバックはジャスミンティーの香りで、主張は強いですが、よりグリーン調で爽やかです。女性はホルモンのバランスが日々変わるため、日によっても、この2種類のジャスミンのどちらが好きかが変わります。トリートメントや香水のブレンドでクライアントに聞くと、同じクライアントでも日によって変わることがよくありました。どちらも女性性の向上には欠かせないジャスミンですが、心と体の状態で好きと感じたほうのジャスミンを使ってみるのもよいでしょう。

16 ジュニパー
Juniper (Berry)

精油の基本情報

精油名	ジュニパー ベリー
学　名	*Juniperus communis* L. 1753
科　名	ヒノキ科
原産地	フランス・クロアチア・ハンガリー
抽出部位	果実
抽出方法	水蒸気蒸留法

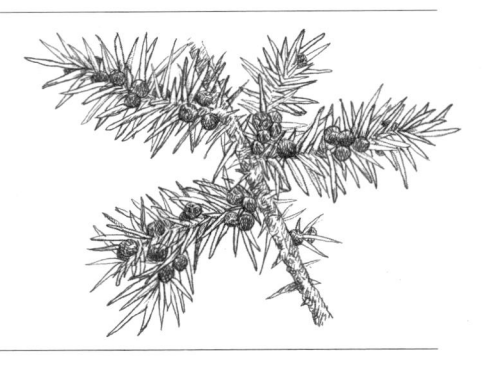

✤──植物としての特徴

　北半球の温帯から寒帯の広い範囲に分布するヒノキ科の常緑樹。青緑の針葉をもち、樹高 15m くらいにまで生長します。日本で盆栽によく使われる杜松の近縁種です。

　和名「ねずみさし」は葉が針状なため、ネズミを刺して侵入を防ぐことに由来しています。直径6〜9㎜の小さな柔らかい実をつけ、紫から黒色に熟すまで約 18 ヵ月を要します。

　この球果がジュニパー ベリーで、ジンやリキュールの香りづけスパイスとして広く知られています。ジュニパーが肝臓を強化する効果を期待して、お酒に入れていたといわれています。

✤──精油の特色

　軽くウッディでくっきりとした香り。ジンの香りづけに使われているので、香りにカクテルをも感じさせます。

✤──精油の安全性

　排出作用が強いため、妊娠中は使用できません。過度に使用すると腎臓を刺激しすぎるので、腎臓障害のある方は避けましょう。

✤──主な成分（効能）

α-ピネン……42.36%

 鬱滞除去作用、空気清浄作用、抗炎症作用、抗感染作用、消炎鎮痛作用、
 免疫向上作用、抗菌作用、抗肥満作用

ミルセン……23.80%

 抗感染作用、抗炎症作用、強壮作用、空気清浄作用、殺菌作用、
 鬱滞除去作用

リモネン……10.24%

 消化促進作用、鬱滞除去作用、抗感染作用、血流促進作用、殺菌作用、
 抗ウイルス作用、免疫刺激作用、肝臓強壮作用、腎機能強化作用

その他　酢酸ボルニル　δ3-カレン、β-ピネンなど

 ジュニパーの成分構成は、モノテルペン炭化水素類が多いので、森林浴の香りがします。
 分子が小さいモノテルペン炭化水素は、混んでいる場所や鬱滞している場所を流すのが得意です。
 また空気中にちらばると空気を浄化してクリーンにする力が働きます。
 心も体も空気も浄化してくれるようなシャープな森林系の香りです。
 女性的なごちゃごちゃした感情を取り除き、男性的な脳に切り替わり、すっきりと意識をクリアにしてくれる脳内の浄化も期待できます。

16 ジュニパー Juniper (Berry)

アロマテラピーの用途

✤──精神的アプローチ

頭脳明晰化作用があり、意欲を促し集中力を高めてくれます。「ここぞ！」と集中するときによいでしょう。精神を目覚めさせる効果もあるので、アイデアを求めるとき、やる気を出したいとき、モチベーションアップにもよいでしょう。スポーツの試合前などの集中力を高め、精神を研ぎ澄ます際にもおすすめです。

✤──身体的アプローチ

デトックス効果があり、むくみ、セルライトにトリートメントケアや、半身浴に使用して発汗を促すとよいでしょう。二日酔いや不摂生が続いた後の解毒作用、老廃物を流す作用が期待されます。リンパ節や、へそ周りを刺激してトリートメントするとよいでしょう。骨盤内のリンパが鬱滞して起こる月経痛などの軽減にも使用できます。関節リウマチや膝の痛みにおける膝にたまった老廃物を流すのも促します。また、母乳過多の方の場合は、バスト、デコルテのトリートメントで、バランスを図ることもできます。排尿を助ける働きがあり、泌尿器の感染症にも使われます。

男性のフェイシャルに適し、皮脂分泌過剰、開きすぎた毛穴、脂性の赤ら顔、にきびなどに効果的です。炎症にきびにはスポット的に使うことで、赤みにも効果が期待できます。

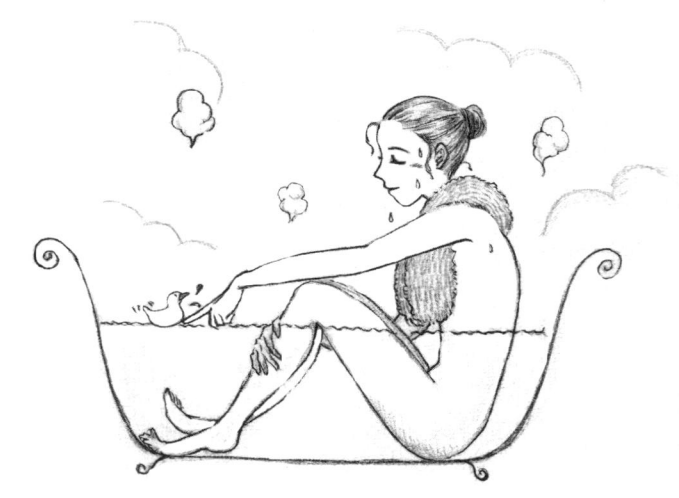

半身浴で汗を出し、すっきり！

精油の STORY

＊ジュニパーにピッタリなあなたはこんな人

エッジのきいたセンスを もつスマートな男性

　ジュニパーはエッジのきいたカジュアルな服装で仕事をしている若い男性のイメージ。デザインやメディア関連など、専門的な仕事の実力者という感じでしょうか。文系に見えて、実はスポーツも得意という面ももっています。

　頭がよく、努力しているように見せずに結果を出すようなタイプ。無駄を嫌い、効率よくものごとを進めていきます。前に出て自らリーダーシップをとるようなキャラクターではありませんが、デトックス効果が高く、むくみの排出や解毒作用があることから、自分の周りから組織やグループをよい方向へうまく導くような役割が得意です。

　実力があるため、周囲も彼のいうことには素直に従い、結果的にうまく回るようになります。役職には興味をもたないけれど、周囲によい影響を与える影のリーダーといえるかもしれません。

＊

　ダイエットの助けになることはもちろん、「ここぞ！」というときに嗅ぐことで、闘争心を高めるアドレナリンを分泌する作用があるといわれます。特にスポーツの試合前や大事なプレゼンテーション前にも、集中力を高め、自分のもつ力を存分に発揮することに一役買ってくれるでしょう。

　ジュニパーのもつ独特の苦みがやるべきことに対して障害になるネガティブな感情や、足をひっぱる言い訳などもスパッと切って洗い流してくれるはず。

　デトックスの王様ジュニパーは、体の老廃物だけでなく、心の荷物も軽くしてくれます。不平不満がたまってくると、朝起きたときの顔も、お酒を飲みすぎた後のようにむくんでしまうことがあります。体にたまって腎臓や肝臓に悪さをするのは老廃物はアルコールだけではないのですね。心にたまった負の感情も、同じように解毒が必要です。

　目に見みえない心と体にのっている荷物をジュニパーの力を借りて洗い流しましょう。ジュニパーを垂らして入った浴槽には、たくさんの毒が入っているかも。きちんと排水溝に流れるのを見届けましょう……（笑）。これで心も体もすっきりになるはず！

17 ジンジャー
Ginger

精油の基本情報

精油名	ジンジャー
学　名	*Zingiber officinale* Roscoe 1807
科　名	ショウガ科
原産地	アジア南部・ナイジェリア・西インド諸島・インド・中国・ジャマイカ・日本
抽出部位	根茎
抽出方法	水蒸気蒸留法

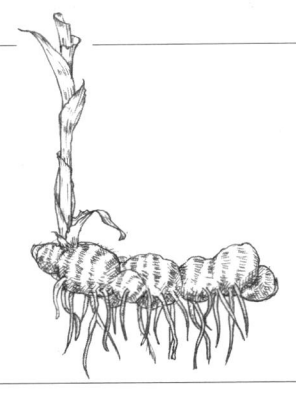

✤──植物としての特徴

　熱帯アジア原産のショウガ科の多年草です。
　地下に根茎があり、地上には葉だけが出ます。主に根茎による栄養繁殖を行います。

✤──精油の特色

　ジンジャーの精油は、乾燥させた根茎から水蒸気蒸留法で抽出され、抽出後、時間が経つとジンジャー精油特徴の濃い琥珀色に変わります。
　スパイシーで鋭さと温かみもあり、かすかにレモンとコショウを感じさせますが、鼻に強烈に残る強い香りです。
　癖の強い香りは好き・嫌いの好みがはっきりと分かれます。

✤──精油の安全性

　敏感な肌を刺激することがあります。
　わずかに光毒性があるため注意が必要です。
　食べるショウガに比べると、精油のジンジャーの濃く、強い香りに、驚かされます。香りが強いので、高濃度で用いると気分が悪くなる可能性があります。

♣──主な成分（効能）

ジンジベレン……33.65%
　　消化促進作用、食欲増進作用

β-セスキフェランドレン……13.72%
　　抗アレルギー作用、抗鬱滞作用

α-クルクメン……8.90%
　　肝機能亢進作用、コレステロール溶解作用、抗腫瘍活性作用

β-ビサボレン……6.99%
　　抗炎症作用

カンフェン……6.16%
　　抗菌作用

α-ファルネセン……4.31%
　　抗アレルギー作用、抗炎症作用

β-フェランドレン……4.14%
1,8-シネオール……2.08%
その他　α-ピネン、リモネン、ゲラニオールなど

　ジンジャーの特徴成分は、コショウ科特有のジンジベレンです。
　消化を促進し、消化器を中心に温めてくれることが期待できそうです。
　お腹が冷えること起こるさまざまなトラブルに使われるのも納得です。
　身体の根にあたる腹部が冷えると、消化器の不調、便秘などが起こったり、お腹が冷えて、かぜをひきやすくもなります。
　ジンジャーのもつジンジベレンパワーで、腹部を温め、さまざまなトラブルを解決の道へと導いてくれるでしょう。
　一説ではこのジンジベレンに、セクシャリティを高める効果があるともいわれています。薄い濃度で用いてみるとよいでしょう。

17 ジンジャー Ginger

アロマテラピーの用途

♣──精神的アプローチ

　冷えきった心を温める作用があります。虚弱や神経疲労の方にもパワーを与えてくれます。また、催淫効果があるため、性に働きかけます。
　精油がとれる根は、人間の身体でいえば腸や足にあたります。そのため、頭を使いすぎているときや迷いが多いときに、しっかりと大地を踏みしめるようなグラウンディング効果があります。

♣──身体的アプローチ

　とにかく体を温める作用が強いので、冷えを要因とするさまざまな症状に有効です。表に見える症状のほとんどの根底の原因が冷えであることが多く、ジンジャーはその根源にアプローチしてくれます。
　筋肉痛、筋肉のこり、リウマチ、捻挫、関節炎などによく、首、肩、背中のこりにもいいです。疲労からの回復も助けます。呼吸器強壮作用があるので、かぜ、インフルエンザ、熱などにも有効です。かぜをひいたとき、汗を促し熱を下げることができます。
　消化器強壮作用もあるため、便秘、消化不良、腹部の膨脹感、下痢、痙攣、食欲不振にもよいです。吐き気、乗り物酔いにも効果的といわれますが、香りが苦手な人も多く、よけいに吐き気がする人もいるので注意が必要です。
　フェイシャルには向いていません。

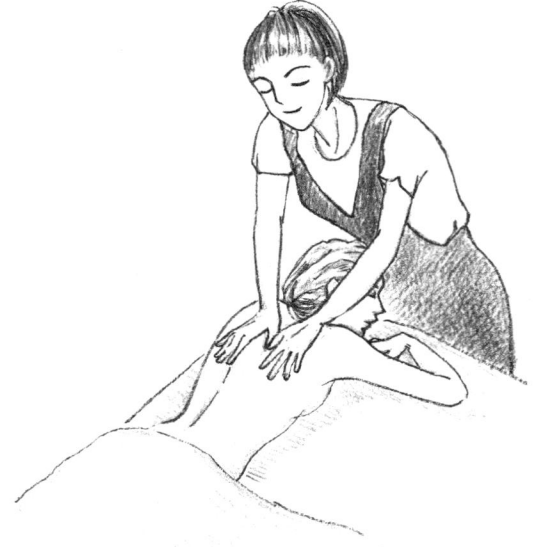

痛みを伴う首、肩、背中のこりにアプローチ

精油の STORY

＊ジンジャーにピッタリなあなたはこんな人

サバイバル生活に強い ワイルドな男性

　ショウガから抽出されるジンジャーは、アロマの中でも特に好き嫌いの分かれる香りです。一度嗅ぐと鼻に残り、忘れられない香りです。ジンジャーの精油はショウガそのものよりもさらに濃く、存在感とアクが強く、個性的でワイルドな男性を思わせます。人目を気にせず、言いたいことをいい、やりたいことをやる自由で強いキャラクターです。

　人によっては迫ってくるような香りを鬱陶しく感じることもありますが、英語でジンジャーには「元気づける」「活気づける」という意味がある通り、生命力が強く、無人島に一人でたどり着いても生き抜けるようなたくましさをもっています。例えば、電車で隣に座られると、むさ苦しいというか鬱陶しいというか、夏であれば席を変えたくなってしまいますが、無人島にたどり着いてしまったら、この人といたら生き残っていけるかもしれないと思うタイプです。本当に困っているときに頼りになる存在です。

＊

　ジンジャーは、抗菌・抗感染作用があり、ペストの予防に効果があるとされ、イギリスではジンジャークッキーやジンジャーエールなどにも多用されてきました。精油は刺激がありますが、トリートメントで使用されることも多く、非常に頼りにされています。

　精油の原料となる根茎は、人の身体に当てはめると、栄養分を吸収する腸や大切なツボの丹田がイメージされます。ジンジャーはその人の軸・核となるものを活性化させ、しっかりと情緒も安定させてくれます。体に起こるさまざまな問題は、根底には「冷え」が関連していることが多いため、暑苦しいほどに熱量が高く、身体と心を温め、さまざまな症状の緩和に役立つジンジャーは、ボディトリートメントの救世主でもあります。刺激は強いですが頼りがいのある存在なので、上手に付き合っていくことをおすすめします。

18 スイートフェンネル
Sweet Fennel

精油の基本情報

精油名	スイートフェンネル
学　名	*Foeniculum vulgare* Mill. 1768
科　名	セリ科
原産地	ハンガリー・ブルガリア・ドイツ・フランス・イタリア・インド
抽出部位	種子（果実）
抽出方法	水蒸気蒸留法

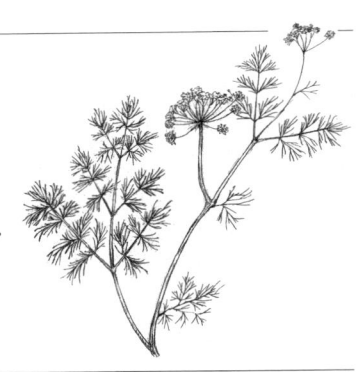

✣──植物としての特徴

セリ科の多年草。全草に強い香りをもちます。
柔らかい葉に黄色いかわいらしい花を咲かせ、秋に茶色い種子をつけます。
精油はこの種子から抽出されます。
フェンネル「fennel」の語源は、種子の枯れているような外観から「foenum（干し草）」という意味のラテン語からきているといわれます。

✣──精油の特色

アニスに似た甘い香りで、漢方のような独特の苦みもある癖のある個性的な香りです。
排泄機能がうまくいっていないときに嗅ぐと、吐き気がする場合もあります。

✣──精油の安全性

多量に使用すると中毒を起こしてしまう可能性があるため、注意が必要です。
皮膚感作を起こすこともあります。
強い成分を多く含むため、中毒やアレルギーを引き起こす可能性があります。
妊娠中の人や、癲癇の人は使用できません。

♣──主な成分（効能）

アネトール……68.12％
　　消化促進作用、駆風作用、乳汁分泌促進作用、エストロゲン様作用、
　　分娩促進作用

α-ピネン……8.50％
　　鬱滞除去作用、空気清浄作用、抗炎症作用、抗感染作用、消炎鎮痛作用、
　　免疫向上作用、抗菌作用

フェンコン……4.24％
　　脂肪分解作用、肝臓強壮作用、胆汁分泌促進作用、鎮静作用、抗ウイルス作用、
　　去痰作用、免疫賦活作用

エストラゴール……5.05％
　　筋弛緩作用、消化促進作用、抗アレルギー作用

その他

　スイートフェンネルの成分構成は、独特の特徴成分をもちます。
　スイートフェンネル独特のアニス様の甘さは、アネトールの成分がもたらしています。
　アネトールは、あらゆる効能をもち、腸内のガスや老廃物の排出、なかなか出ない母乳の排出にも効果が期待できます。
　エストロゲン様作用も強く、高い含有率をもつことから、深刻な更年期や、女性系トラブルにも使われます。
　アニスの甘さの中に、漢方のような独特の苦みをもちますが、これは、ケトン類に属するスイートフェンネルの特徴成分であるフェンコンがもたらしています。
　脂肪溶解作用、肝臓強壮作用、胆汁分泌促進作用により、特にストレスによって生じる食べ物の未消化を助けてくれます。
　たまった胃腸内のガスを出したいときや、体内の毒素を出したいとき、お酒を飲みすぎた後にも有効です。
　アネトールもフェンコンも、強い成分なので、刺激は強いですが、効果はパワフルです。

18 スイートフェンネル Sweet Fennel

アロマテラピーの用途

✤──精神的アプローチ

　独特の個性的な香りは、逆境にあるときに力を与え、行動に移す勇気を授けてくれます。もう少し頑張ればできそうなとき、背中を押してくれます。

✤──身体的アプローチ

　フェンネルの葉をたくさん食べた牛からは牛乳がたくさん搾れるため、母乳の出が悪い方によいとされていますが、これはエストロゲン様作用のあるアネトールが含まれるためです。ローズとブレンドしたバストマッサージがよいでしょう。PMS、更年期障害、少量月経などに効果を発揮します。ローズやジャスミンとブレンドすることで、さらに強力になります。

　腸内ガス排出作用が期待できるので、便秘にも使われます。

　鬱滞除去作用のあるα-ピネン、リモネンを含むため、むくみやセルライトの除去にも役立ちます。

　たくさんの特徴成分を含むため身体へのアプローチの数は山ほどあり、トリートメントに使用するオイルとしては多機能な精油です。特にダイエット、女性ホルモンのアンバランス、便秘と、女性が悩むトラブルにはトライアングル的に働く、お守りのような存在です。

　フェイシャルには向いていませんが、皮膚の浄化・強壮、しわなどに使われることがありますので、0.5％濃度でパッチテストをしてから用いてみるとよいでしょう。

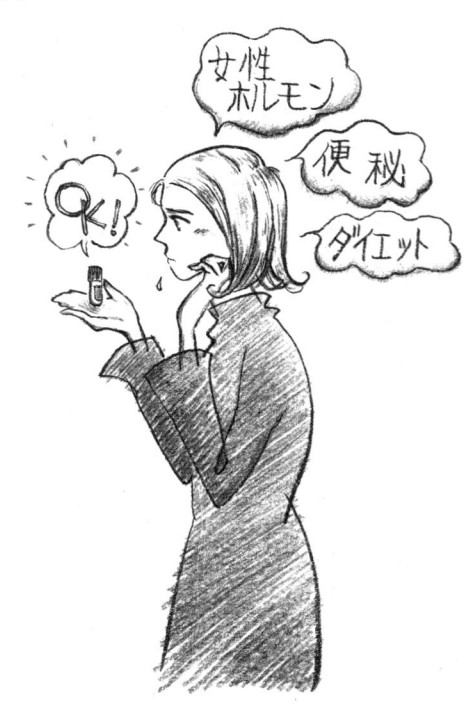

女性のお悩み3大トラブルにアプローチ

精油のSTORY

＊スイートフェンネルにピッタリなあなたはこんな人

人生を応援する ベテランエステティシャン

　香りの強いスイートフェンネルは、元気がなくて黙っていると「どうしたの？」「何かあったの？」とすぐに迫ってくるような、よい意味でお節介なキャラクター。脂肪分解、消化促進、便秘解消などの作用をもち、溜め込んでいる悩みも吐き出させてくれます。

　スリミングにも効果的なことから、必ず結果を出してくれるベテランエステティシャンのイメージ。女性の人生に深く関わり、「恋人がほしい」「自信をつけたい」「人を見返したい」など、痩せたい気持ちの奥にある本音を見抜き、新しい自分を手に入れるためにその強いパワーでお尻を叩いて応援してくれます。

　心が疲れすぎているときには刺激が強すぎるかもしれませんが、人生経験も豊富なのできついことをいわれても、そのアドバイスには納得せざるを得ません。ちょっとくらいの悩みなら吹き飛ばして、気持ちを前に向かせてくれます（ただ、本当に疲れすぎているときは、気分が悪くなることもありますから気をつけましょう）。

　女性ホルモンを整えてくれる作用もあり、ホルモンバランスの乱れからくる肥満にも効果を発揮します。幸せな人生をつかむために気合いを入れてくれるスイートフェンネルは、すべての女性の強い味方といえるでしょう。

＊

　"もう少し本気を出せたら、自分のもつ能力を最大限発揮できるはず！"そんな人に、私はいつもスイートフェンネルを隠れたメッセージとともに使ってきました。

　ストレス疲弊が強すぎて胃腸が弱りすぎているときは、吐き気を催す香りですが、これは上から下へという排泄機能がうまくいかず、逆流している証拠です。そんな方には、スイートフェンネルよりも癒す香りが第一優先です。少し元気があるときには、怠けた胃腸と脂肪細胞に喝を入れ、女性ホルモンを補い、全身を活性化して代謝を上げ、やる気エンジンをかけてくれるスイートフェンネルで、人生に魔法をかけるトリートメントをしましょう。

19 スイートマジョラム
Marjoram

精油の基本情報

精油名	スイートマジョラム
学　名	*Origanum majorana* L. 1753
科　名	シソ科
原産地	リビア・エジプト
抽出部位	葉
抽出方法	水蒸気蒸留法

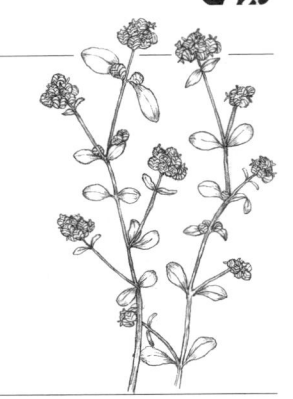

✤──植物としての特徴

　柔らかな葉の多い60cmほどの多年草です。毛の密生した茎と、ベルベット状の濃い緑色の葉をもち、小さな白い花を房状につけます。
　「knotted majoram」とも呼ばれ、結び目のようになったところから小さなかわいらしい白い花をたくさん咲かせます。
　花芽の節から、外の世界をのぞくように咲く花の姿が本当にかわいらしいです。草全体が柔らかく、ふわふわしていて、全体に強い芳香があるのでやさしく触っただけで芳香を感じることができます。

✤──精油の特色

　スイートマジョラムは品質によって、とても香りに違いが出やすいです。
　愛の女神アフロディーテに由来するのにふさわしいスイートマジョラムは、やさしく、上品な甘さがあり、ほのかにスパイシー。
　雑味の多い香りは、スパイシーさと野性味が前面に出てカンファー臭が漂います。

✤──精油の安全性

　高い濃度で使用すると、眠気を起こし集中力を減退させるので運転などに注意。特に芳香浴では気をつけましょう。
　妊娠中は使用を控えたほうがよい精油です。

♣──主な成分（効能）

テルピネン-4-オール……24.13%
　　抗感染作用、免疫調整作用、強壮刺激作用、抗炎症作用、鎮静鎮痛作用、副交感神経強壮作用

サビネンハイドレート……15.17%
γ-テルピネン……13.26%
　　抗感染作用、鬱滞除去作用、静脈強壮作用、抗炎症作用、空気浄化作用

α-テルピネン……8.11%
　　抗感染作用、組織再生作用、抗炎症作用、鬱滞除去作用、静脈強壮作用

サビネン……7.20%
　　空気浄化作用、殺菌作用

α-テルピネオール……3.18%
　　弱い局所麻酔作用、強い殺菌作用、抗感染作用

テルピノレン……3.04%
酢酸リナリル……2.44%
リナロール……2.20%
1,8-シネオール……0.16%
その他

　スイートマジョラムは、ティートリーと共通のテルピネン-4-オールを多く含みます。その他、モノテルペン炭化水素類も多く含み、また全体としては少ない量ですが、酢酸リナリルやリナロールの甘さも隠し味となり、スイートマジョラムに特徴的な強さとやさしさをもつ香りを構成します。
　成分の構成全体として、血流だけではなく、特にリンパの流れもよくするので、筋肉痛、リウマチ、関節痛などにもよく、余計な老廃物を流してくれます。
　胃腸の不調に関連して起こる肩こりや腰痛にもよいでしょう。
　血管を拡張して、血圧を下げるため、高血圧にもよいといわれています。
　空間で高濃度で拡散させると、集中力が減退するおそれがあるそうです。

19 スイートマジョラム Marjoram

アロマテラピーの用途

✤──精神的アプローチ

　嬉しい気持ちを思いきり祝福してくれる元気な柑橘やゴージャスなお花の香りとは違い、静かに祝福をしてくれる香りです。悲しいときには、どーんとグラウンディングのように鎮静させるわけではなく、邪魔にならぬように傍にいて、気持ちを鎮め、悲しみや孤独感を慰めたり、不安や緊張を緩めてくれる精油です。寝つきをよくするのも助けます。ラベンダーがあまり効かなかったという方はスイートマジョラムを試してみる価値があります。

　おもしろい作用として、性欲などを抑制する働きがあるそうです。実験してみるとよいでしょう（笑）。

✤──身体的アプローチ

　「日本人はスイートマジョラムが好き」とイギリスでもいわれているほど、日本人に多い肩こりをはじめとするあらゆるトラブルに効果的で、トリートメントのブレンドオイルでも、よく選ばれる精油のうちの一つです。

　心身を温める力が強く、免疫を強化するので冷えや虚弱体質にもよい精油です。消化器の不調にも強いですが、特に精神性な原因からきている、消化不良、胃痙攣、便秘などにもよいです。ベルガモットとブレンドして、腹部に「の」の字トリートメントをやさしく行いましょう。リンパを流す作用もあるので、むくみにもよいです。

　フェイシャルには使用しません。

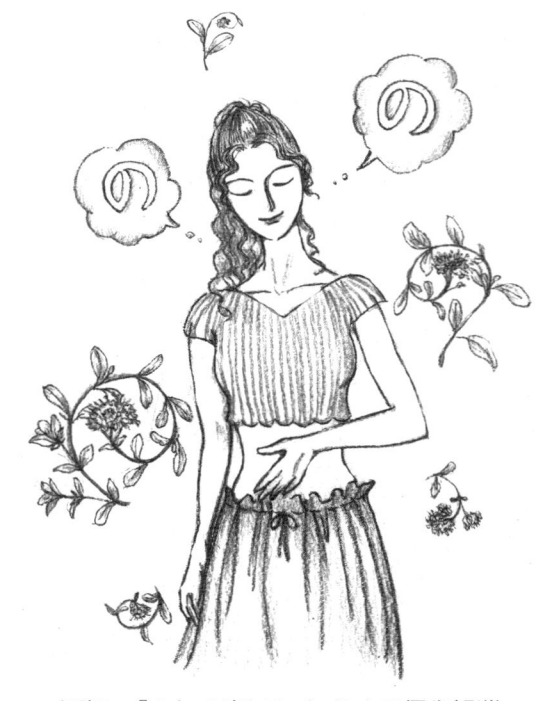

お腹に『の』の字トリートメントで便秘解消

精油の STORY

＊スイートマジョラムにピッタリなあなたはこんな人

喜びも悲しみも ともにしてくれる気配り上手

　ふわふわとしたかわいらしい花をつけるスイートマジョラム。ギリシャ神話の愛と美の女神アフロディーテがこの花をつくった際、香りがなかったため可哀想に思い、撫でたところ香りがもたらされたといわれます。

　そんなスイートマジョラムのイメージは、嬉しいときはともに喜び、悲しいときはそっと傍にいてくれるような気配り上手な女性。人の気持ちを汲みとり、その人の一番欲している言葉をさりげなくかけてくれる魅力があります。主役になるタイプではありませんが、コミュニケーション能力が非常に高く、周囲に気を使わせずにその場に最適な行動をとることができます。

　ヨーロッパでは花束の中にもよく使われ、スイートマジョラムをしのばせると、花束全体の香りをひきしめてくれるといわれています。そんなところもまさに気配り上手といえるでしょう。

　そのバランス感覚は、ブレンドでもその特徴が出ます。フローラル系で構成されたブレンドの中にスイートマジョラムを入れると、ただ甘いだけではないひきしまったブレンドになり、逆にひきしまりすぎているすっきり系のブレンドの中にスイートマジョラムを入れると、違和感のないマイルド感を与えてくれます。

　精油も同様に、心と体にバランスよく働き、その人に一番必要な作用を与えてくれる特性をもっています。

　血行をよくし筋肉痛などに効くアロマにはローズマリーのように覚醒作用があるものが多いですが、スイートマジョラムは鎮静効果があり、やさしく痛みを和らげる効果があります。鎮静しすぎず、ほどよい癒しをもたらしてくれます。

　野性味あふれるものから、品よくうっとりするものまで、品質によって香り立ちにかなりの差があるため、質のよいものを吟味して選ぶようにしましょう。

20 スパイクラベンダー
Spike Lavender

精油の基本情報

精油名	スパイクラベンダー
学　名	*Lavandula latifolia* Medik. 1783
科　名	シソ科
原産地	フランス・スペイン・ハンガリー・ユーゴスラビア・アルゼンチン
抽出部位	葉、茎、花の咲いた先端部分
抽出方法	水蒸気蒸留法

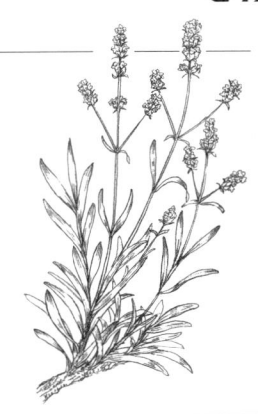

✤──植物としての特徴

1,000mの高地に育つ真正ラベンダーに対し、スパイクラベンダーは約700mの低地に育ち、海辺の土地を好んで生育します。

真正ラベンダーと違い、1本の茎から枝分かれして花が咲くのが特徴です。

真正ラベンダーより強靭で繁殖しやすく、葉が大きく背丈も高いため「男のラベンダー」とも呼ばれます。

✤──精油の特色

ラベンダーの香りに、カンファーが加わっているので、よりくっきりしてフレッシュな香り。

ラベンダーとローズマリーをブレンドしたような香り。

✤──精油の安全性

非常に安全性の高い精油ですが、カンファーを含むため、高濃度での連続使用には神経毒性を起こす可能性もあるので、注意が必要です。

✣――主な成分（効能）

リナロール……45.85%
　　鎮静作用、交感神経の興奮を鎮める作用、血流増加作用、抗鬱作用、
　　中枢神経抑制作用、抗菌・抗真菌作用、抗炎症作用、弱い局所麻酔作用

1,8-シネオール……25.50%
　　呼吸器の抗炎症作用、去痰作用、鎮咳作用、鬱滞除去作用、免疫刺激作用

カンファー……12.26%
　　脂肪溶解作用、瘢痕形成作用、駆虫作用、筋肉弛緩作用、肝臓強壮作用

β-ピネン……2.25%
α-ピネン……1.82%
リモネン……1.70%
α-ビザボレン……1.40%
α-テルピネオール……1.38%
ボルネオール……1.08%
β-カリオフィレン……1.02%
カンフェン……0.51%
その他

　スパイクラベンダーの成分構成は、真正ラベンダーと比べると、同じラベンダーとは思えないほど、違います。真正ラベンダーの代名詞ともいわれる酢酸リナリルは1％以下しかなく、代わりに増えてくるのが、くっきりとした強さの香りをもたらすシネオールとカンファーです。これにより殺菌消毒、また老廃物分解や流す力が強くなります。
　高地で育つ真正ラベンダーに比べると、潮風に負けず、菌の多い土地で繁殖したスパイクラベンダーに、これらの殺菌消毒効果の強い成分が多く含まれるのも納得です。
　スパイクラベンダーの強い成分の力を借りて、心身ともに強くなれそうです。

20 スパイクラベンダー Spike Lavender

アロマテラピーの用途

✣───精神的アプローチ

ラベンダーのような鎮静力はないですが、頭が重いときはすっきりさせてくれます。
活力や集中力の向上にも役立ちます。心をリフレッシュし、気分転換にも役立ちます。

✣───身体的アプローチ

1,8-シネオールは呼吸器系の病気に有効で、呼吸をとても楽にしてくれます。抗ウイルス効果、免疫向上効果もあるので、免疫力もアップします。

カンファーは頭が重いときや緊張型頭痛にもよく、頭をすっきりさせる効果にも優れています。緊張型頭痛の原因にもなりやすい胸鎖乳突筋や僧帽筋、板状筋の硬直をほぐしたり、こめかみにブレンドオイルを塗布してもよいです。

筋肉を緩める効果もあるため、老廃物やこりがたまった頑固な肩こり、腰痛、疲労感にもよいです。瘢痕形成作用により火傷にも効果を発揮します。

フェイシャルには使用しません。

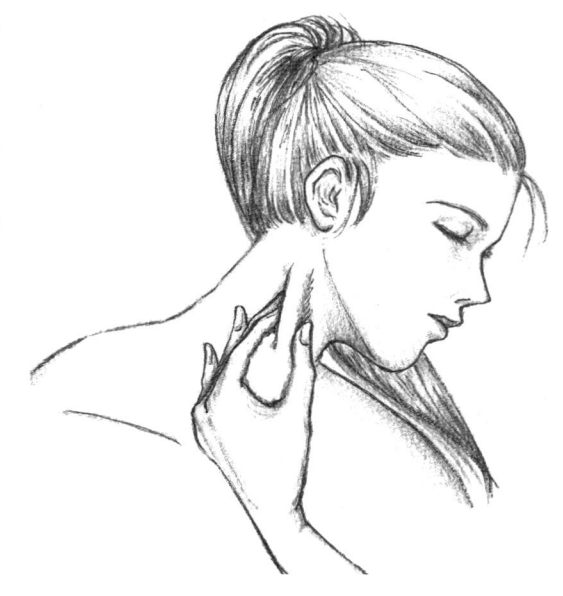

胸鎖乳突筋へのアプローチ

精油の STORY

＊スパイクラベンダーにピッタリなあなたはこんな人

潮風の中で生きる
強くやさしい父親

　真正ラベンダーよりも背が高く、大きな葉をもつスパイクラベンダー。その植物の姿と精油のくっきりとした香りは、ラベンダーの中では男性的でワイルドな性質をもっています。

　一本の茎に花が咲く真正ラベンダーと異なり、枝分かれした茎の先にそれぞれ花を咲かせます。フランス・グラース地方のスパイクラベンダーは、真正ラベンダーよりも低地である標高700m付近に生育します。雑菌の多いエリアで潮風を浴びて育つため殺菌作用が強く、たくましいところがあります。繁殖力も強く、ラベンダーの中でも最もパワフルです。メール（男の）ラベンダーと呼ばれることもあります。
　そんなスパイクラベンダーは、まさにラベンダーのお父さん。やさしさと甘さを放つリナロールが主成分ですが、殺菌効果の高いカンファーやシネオールを含み、リラックスしながらも子どもたちを守るため常にどこかで緊張感を忘れない性質をもっています。

　癒しの中にもアクティブな行動力をもち、免疫力を活性化させてくれるスパイクラベンダー。子どもたちにとっては、やさしくて頼もしい自慢のお父さん。妻にとっては頼りがいがあって、家事や育児にも協力的なよき夫といえるかもしれません。

＊

　緊張性頭痛にラベンダーをよく用いますが、時と場合によってはスパイクラベンダーのほうが気持ちにすぅーっとなじみ、よくしてしまうときがあります。

　やさしい真正ラベンダーの癒しだけでなく、強さのあるスパイクラベンダーのくっきりとした香りが鼻に抜け、脳がクリアになる感覚があります。時折、真正ラベンダーの鼻腔に居座る湿感が苦手という方がいますが、カンファーやシネオールが加わったスパイクラベンダーは、鼻に残らないので好む人も多いです。これも気持ちや精神状態によって好きな種類が変わります。
　自分の気持ちや心、体の声を聞き、そのときに合ったほうのラベンダーを使い分けてみてください。

21 スペアミント
Spearmint

精油の基本情報

精油名	スペアミント
学名	*Mentha spicata* L. 1753
科名	シソ科
原産地	アメリカ・アジア・イギリス
抽出部位	花の咲いた先端部分、葉
抽出方法	水蒸気蒸留法

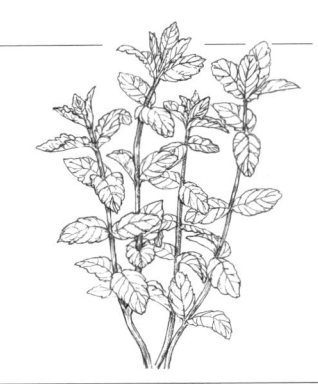

♣——植物としての特徴

「スペア」とは「槍」を指し、葉の先がとがっているところからスペアミントと呼ばれます。

ペパーミントと異なり、メントンを多く含んでいません。

ハーブとしてデザートなどに添えられるのがこのスペアミントです。

♣——精油の特色

ペパーミントよりもわかりやすい甘さがある歯磨き粉のような香り。

♣——精油の安全性

敏感な肌を刺激してしまうことがあります。

妊娠中は避けるべき精油です。

カルボンはケトン類ですが、現在特筆すべき毒性は報告されていないそうです。しかし、念のため注意が必要な精油です。

トリートメントにはあまり使用しません。

✤── 主な成分（効能）

カルボン……64.35%
　　中枢神経刺激作用、覚醒作用、去痰作用、胆汁分泌促進作用、殺虫作用

リモネン……16.20%
　　消化促進作用、鬱滞除去作用、抗感染作用、血流促進作用、殺菌作用、
　　抗ウイルス作用、免疫刺激作用、肝臓強壮作用、腎機能強化作用

メントール……2.38%
　　弱い局所麻酔作用、鎮痛作用、筋肉弛緩作用、血流促進作用、冷却作用、
　　抗ウイルス作用、冷却作用、冷却後温感作用

1,8-シネオール……1.50%
β-カリオフィレン……1.47%
酢酸ジビドロカルビル……1.46%
ミルセン……1.30%
β-ブルボネン……1.11%
その他

　ペパーミントとは明らかに成分構成は異なります。
　ペパーミントのすっきりと鼻に抜ける爽快感の強い香りは、高い含有率があるメントールの影響ですが、スペアミントにはメントールは少量です。
　ペパーミントよりも、甘く、ポスターカラー（絵の具の種類）のように、ベターっとした香りをもたらしているのは、カルボンといわれるケトン類に属するスペアミントの特徴成分です。
　ペパーミントが鼻に抜けていくイメージに対して、スペアミントは鼻に居座る存在感の強い香りです。
　目が覚めるような鼻に残る香りで神経は刺激されます。意識が覚醒され、頭は働きやすくなるでしょう。
　レモンや、ユーカリとブレンドして、カルボン特有の甘さを和らげると使いやすくなるでしょう。

21 スペアミント Spearmint

アロマテラピーの用途

✤——精神的アプローチ

　朝、しゃきっと目覚めさせてくれる精油です。また、神経性疲労や精神的な疲労を拭い去ってくれます。

✤——身体的アプローチ

　トリートメントにあまり使用する精油ではありませんが、成分的には、消化器のトラブル全般に役立ち、嘔吐、膨張、便秘、下痢などに作用します。

　尿の停滞を治し、腎臓結石を溶解させる働きも期待できます。

　大量の母乳や月経を止める、出産時は分娩を助けるなど女性の味方となってくれます。

　フェイシャルには使用しません。

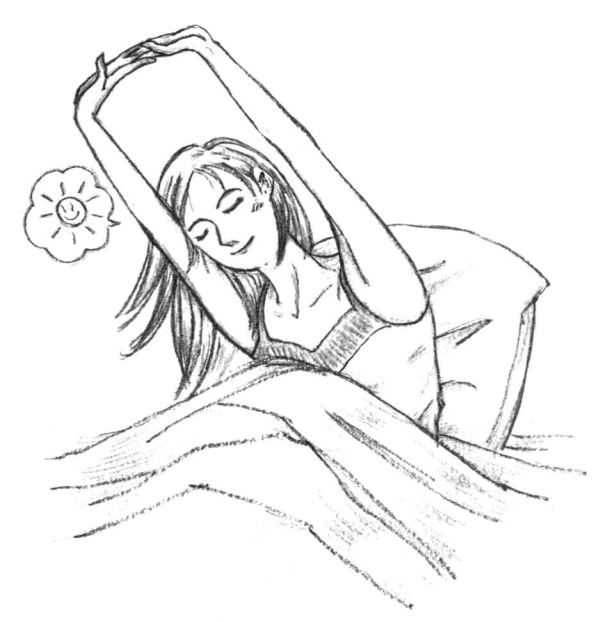

朝のお目覚めとリフレッシュの香りに！

精油の STORY

＊スペアミントにピッタリなあなたはこんな人

子どもに美しい世界を見せるミント界の母

　アイスクリームやデザートにのっている飾りの葉や、ガムや歯磨き粉のフレーバーに使われているスペアミントの香り。精油ではペパーミントのほうがメジャーですが、実は身近に味わったことのあるものなのです。

　ペパーミントはスペアミントとウォーターミントの交配種。親子ともに生命力が強いため、基本的には甘やかさず放任主義ですが、実はしっかりと子どもを見守っているお母さんのようなイメージです。分娩を助けたり、母乳や月経の過多を抑えたりする作用があることも母なる女性をイメージさせます。

　香りは甘さと強い存在感があり、他のどの精油よりも強いマスキング（香りをかぶせて中和すること）効果が高く、その場の空気に香りをかぶせて中和させることに抜群の効果を発揮します。ペパーミントが透明な歯磨きジェルだとすると、スペアミントは真っ白い歯磨き粉。見たくないものを塗りつぶす絵の具のように、嫌な臭いをかき消してくれます。

　その姿は、不正や暴力など、汚いものを無垢な子どもに見せないように隠してくれる母親のよう。成長とともにいつかは気づいてしまうことだけれど、今だけは美しい世界を見てほしい……そんな母のやさしさと強さを感じさせる主張の強い香りです。

＊

　アロマセラピストとして、実はトリートメントに1回も使ったことがないスペアミント。トリートメントに向いている精油とは言いにくいです。そんなスペアミントですが、香水や芳香演出には欠かせない香りです。

　涼しさと甘さを併せもち、独特の香りをもつスペアミントは、ほんの少し隠し味として入れるだけで、香水は味わい深いものになります。

　先に語ったマスキング効果だけではなく、芳香浴では夏の涼風感を与え、冬の空気清浄にも役立ちます。精油とのお付き合いはトリートメントだけでなく、幅が広がる香りの一つです。

22 タイム
Thyme

精油の基本情報

精油名	タイム
学 名	*Thymus vulgaris* L. 1753
科 名	シソ科
原産地	スペイン・アルジェリア・トルコ・チュニジア・イスラエル・アメリカ・ロシア・中国・中央ヨーロッパ
抽出部位	花、葉
抽出方法	水蒸気蒸留法

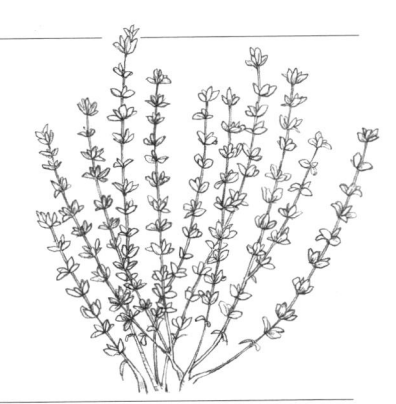

✤──植物としての特徴

タイムには茎が立つ木立性（コモン）タイムと、地面に絨毯（じゅうたん）のように繁殖する匍匐性（ほふく）（クリーピング）タイムがありますが、一般的に精油がとれるのはコモン・タイムと呼ばれるものです。

タイムは精油の中でも多くのケモタイプをもちます。カルバクロール、チモール、リナロール、ゲラニオールなど。5月から7月にかけて淡い紫色や白、紅色のよい香りがする花を咲かせ、茎先に小さな唇形の花を輪生させます。「タイムを植えてある庭の家には病人が出ない」といわれるほど、パワーの強い植物です。

✤──精油の特色

タイムは温かくスパイシーでハーブらしい強い香りが特徴です。タイム チモールは薬品のような匂いも強く、レッド タイムとも呼ばれます。タイム リナロールはタイム チモールと比べると、甘くてやさしい香りでホワイト タイムとも呼ばれています。

✤──精油の安全性

特にフェノール類であるチモールを多く含むタイム チモールは、敏感肌に刺激を与える可能性があります。妊娠中の人や高血圧、てんかん、循環障害のある人は避けるべき精油です。タイム リナロールのほうがトリートメントで使用するには安全性が高いです。

✤──主な成分（効能）

●タイム チモール

チモール……43.44%
　　麻酔作用、殺菌作用、殺真菌作用、駆虫作用、抗リウマチ作用
パラシメン……20.43%
　　筋肉痛緩和作用
γ-テルピネン……8.38%
　　鬱滞除去作用、静脈強壮作用
テルピネン4オール……3.56%
　　強い殺菌作用、抗感染作用、抗ウイルス作用、抗真菌作用、利尿作用、
　　副交感神経強壮作用、免疫向上作用
リナロール……3.73%
カルバクロール……3.27%
ボルネオール……2.21%
その他

　タイム チモールは名前の通り、刺激の強いフェノール類のチモールが多いため、敏感肌などは注意が必要です。強い鎮痛が期待できるチモールの麻酔作用は、精神的というよりは、肉体的な痛みの緩和に利用するとよいでしょう。

●タイム リナロール

リナロール……78.31%
　　鎮静作用、交感神経の興奮を鎮める作用、血流増加作用、抗鬱作用、中枢神経
　　抑制作用、抗菌・抗真菌作用、抗炎症作用、弱い局所麻酔作用
酢酸リナリル……4.43%
　　神経バランス回復作用、抗炎症作用、鎮痛作用、抗菌作用、抗真菌作用、抗ウ
　　イルス作用、血圧降下作用
β-カリオフィレン……3.33%
チモール……2.53%
ミルセン……2.52%
その他

　タイム リナロールは、刺激の強いチモールはわずかで、代わりにリナロールが多いため安全に使用できます。香りも甘くなり、受け入れやすくなります。タイム チモールよりも精神的な痛みや、症状によいでしょう。

22 **タイム** Thyme

アロマテラピーの用途

♣──精神的アプローチ

　タイム チモールは長く高濃度で嗅がなければ、神経を強壮し脳細胞を活性化して、記憶力と集中力を向上させる効果があります。少し弱気になっている気持ちに勢いをつけ、奮い立たせてくれます。

　タイム リナロールは、リナロールの甘さとチモールの強さを併せもち、不安を沈め、やさしく包み込みながらも元気を与えてくれます。精神的疲労からくる神経衰弱からの回復を助けます。

♣──身体的アプローチ

　タイム チモールは、チモールの麻酔作用により、リウマチ、関節痛、痛風、坐骨神経痛、片頭痛など、比較的強い痛みに対しても効果を発揮します。炎症が起きて腫れている部位にもよいです。蚊に刺された直後に処置しないと効果がないラベンダーに比べて、時間が経った後でも効果的に使用できるのもタイムの特徴です。なかなか治らない長引くかぜなど呼吸器系のトラブル、胃腸の各種感染症・消化不良改善、泌尿器系の強壮・尿路の感染症・膀胱炎などにも有益です。妊娠時は使用禁忌ですが、出産を助け分娩をスムーズにしてくれたり、少量月経やなかなかこない生理に対して子宮を刺激してくれます。低い血圧を高めることもできます。

　タイム リナロールには上記にあげた症状に対して、より穏やかな作用が期待できるのと、リナロールの影響でより精神に寄り添います。

　フェイシャルには用いません。

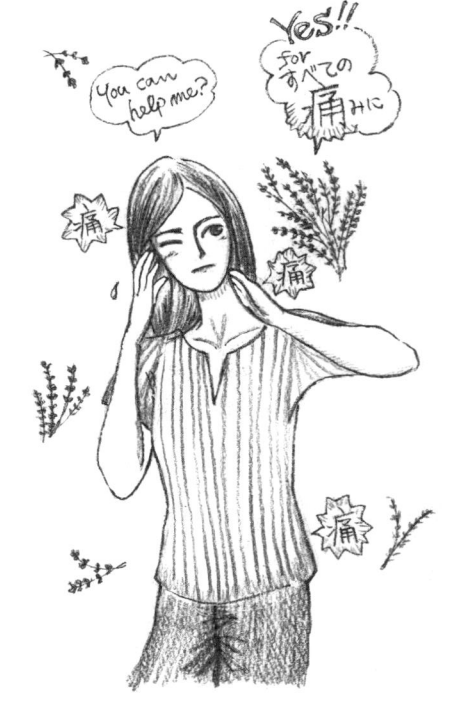

さまざまな痛みにアプローチ

精油の STORY

＊タイムにピッタリなあなたはこんな人

敵と戦う強い勇者と
味方を癒すやさしい妹

　ハーブとして広く活用され、ミイラの防腐剤などとしても使用されてきたタイム。さまざまなケモタイプがありますが、アロマテラピーでは主にタイム チモールとタイム リナロールの精油は手に入りやすい種類です。

　海抜500mまでの地域に育つタイム チモールは、虫や他の植物などの「敵」が多い地域で鍛えられた強い精油です。薬品のような刺激臭は「強さ」「力（パワー）」を感じさせ、守るべき者のために立ち上がる勇者のようなイメージがあります。植物も、地面に絨毯のように広がるグランドカバーとして人気のクリーピングタイプと、地上に立ち上がって繁る「立ち麝香草」といわれるものがありますが、精油が立ち上がるタイプから抽出されるのも、何かから逃げずに立ち向かっていく勇者のイメージと重なります。「ここぞ」というときに勇気を鼓舞してくれたり、記憶力や集中力を高めてくれる、ファイティングスピリッツ（戦いの精神）をもつ精油です。

　タイム チモールよりも高い地域で育つタイム リナロールは、敵を直接見たことがなく、敵を知らない、やさしく純粋な妹。鎮静効果の高いリナロールを豊富に含み、神経疲労からの回復作用が期待できます。兄をはじめ、戦いに疲れた人々の癒しになっているような存在です。香りも穏やかで、不安を取り去り、傷ついた心に癒しと希望を与えてくれます。それでもタイム一族に引き継いだ強い成分も含み、やさしさだけではない強さももっています。

　兄妹ともに生命力が高く、人の助けになることを厭わないキャラクターですが、劇薬に近いタイム チモールよりもタイム リナロールのほうが、アロマセラピストにとっては使いやすい精油といえるでしょう。

　何かに行き詰まって前に進めないでいたクライアントの背中を押して、勇気を鼓舞してくれる香りです。万が一やってみて失敗してもそれをしっかりと受け止めてくれる香りでもあります。

23 ティートリー&カユプテ

Tea Tree、Cajuput

> 精油の基本情報

精油名	ティートリー、カユプテ
学　名	ティートリー：*Melaleuca alternifolia* (Maiden & Betche) Cheel 1924 カユプテ：*Melaleuca cajuputi* Powell 1809
科　名	フトモモ科
原産地	オーストラリア
抽出部位	葉
抽出方法	水蒸気蒸留法

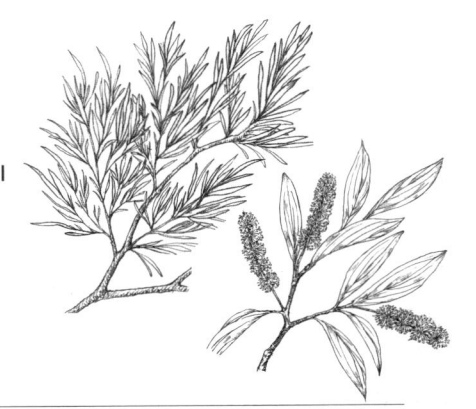

✣──植物としての特徴

　ティートリーは6mほどの高さになる木です。とても生命力が強く、木を切っても生長をし続け、2年後にはまた伐採できるまでに育ちます。葉は細く羽毛のように柔らかく、ふわふわしたひげのような白、黄色などのかわいらしい花も咲かせます。植物のときから強い芳香を放ちます。

　カユプテもフトモモ科の植物で、強い生命力をもち、他の木の生長を妨げてしまうこともあるほどです。マレー語で「白い木」という意味をもち、その名の通り、樹皮は白くむきやすく、色白ほっそりのイメージです。

✣──精油の特色

　ティートリーはシャープで清潔感のあるやや苦い香りで薬品臭が強いです。長く嗅ぐとアーシーな（土っぽい感じ）深い香りも感じます。カユプテも香りは似ているようで、やややさしく甘さが加わる印象です。

✣──精油の安全性

　敏感肌を刺激する可能性があるため、敏感肌・アレルギーのある人への使用は注意が必要です。

　カユプテは、エストロゲン様作用があるため妊娠中の女性には使えません。

✣──主な成分（効能）

● **ティートリー**

テルピネン-4-オール……39.69%
　　強い殺菌作用、抗感染作用、抗ウイルス作用、抗真菌作用、利尿作用、
　　副交感神経強壮作用、免疫向上作用
γ-テルピネン……19.65%
　　抗感染作用、鬱滞除去作用、静脈強壮作用、抗炎症作用、空気浄化作用
α-テルピネン……11.10%
α-ピネン……5.90%
テルピノレン……4.20%
α-テルピネオール……3.30%
パラシメン……3.15%
その他

● **カユプテ**

1,8-シネオール……57.10%
　　抗気管支炎作用、去痰作用、抗菌、抗ウイルス作用、免疫増強作用、血行促進作用、
　　知的能力・判断力・理解力を向上させる
α-テルピネオール……13.24%
　　抗感染作用、免疫向上作用、強壮作用、抗炎症作用
リモネン……4.50%
リナロール……3.08%
α-ピネン……1.81%
ミルセン……1.55%
ビリディフロロール……1.38%
　　エストロゲン様作用、血管強壮作用、通経作用
その他

　ティートリーは「天然の抗生物質」とまでいわれますが、精油の主役成分は優れた抗菌作用をもつテルピネン-4-オールです。特に40％の含有率に近いものほどハイクオリティといわれています。同じフトモモ科で香りが似ているカユプテは、エストロゲン様作用をもつビリディフロロールや、リナロールを多少含むため、すっきりとした香りの中に、マイルドな甘みもあり、香りも受け入れやすくなります。

23 ティートリー＆カユプテ　Tea Tree、Cajuput

アロマテラピーの用途

✤——精神的アプローチ

　ティートリーもカユプテも落ち込んだ気持ちをリフレッシュしたり、枯渇してしまった気力を回復する作用があります。どちらも勢いがないときには勢いをつけてくれますが、必要以上に熱くなりすぎた情緒をクールダウンする作用もあります。カユプテのほうがやさしくアプローチしてくれます。

✤——身体的アプローチ

　ティートリーは細菌、真菌、ウイルスの3つに対して有用という珍しい精油です。白血球と抗体の活性を高め、免疫力を高めてくれるため、病気のなり始めや予防に使用されます。芳香浴、吸入法、デコルテ、首の後ろのトリートメントがよいです。水虫には、応急処置的に原液塗布や足浴に使用したりします。

　止血作用もあるため急な擦り傷、切り傷には清潔にした後、ガーゼに湿らせ、応急処置に使います。まさに救急箱にはティートリーです。にきびや脂性肌にもおすすめの精油で、ティートリーを綿棒に原液をつけて、炎症が起きている箇所に塗布するケースもあります。また、ティートリーのパックは赤にきびの鎮静に向いています。にきびや脂性肌のフェイシャルに使用しますが、香りが薬品臭いのでマイルドにするため、ラベンダーとブレンドして行うとよいでしょう。

　子どものかぜなどにはユーカリよりも、ティートリーやカユプテのほうが刺激が少ないので、芳香浴や、湿布法として使用することがあります。

　カユプテは、エストロゲン様作用があるため、女性系トラブルにも効果が期待できます。

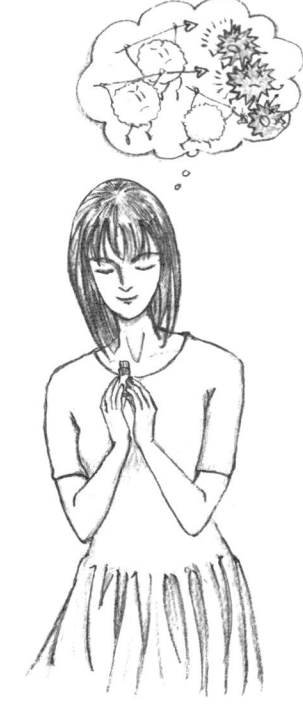

免疫力アップの香り

精油の STORY

＊ティートリー＆カユプテにピッタリなあなたはこんな人

薬に頼らず健康に導いてくれる町のお医者様

　ティートリーの苦い香りを嗅ぐと、病院や歯医者さんを思い起こす方が多いようです。

　ティートリーの人物像も、まさに白衣のお医者様。大病院の勤務医というよりは、薬や抗生物質だけに頼らずにもともと人がもっている免疫力や自然治癒力を高めるアドバイスをしてくれる町の小さなクリニックの院長といったイメージです。真面目で口数は少ないけれど、子どもからお年寄りまで3世代でお世話になるような、地域住民からの信頼も厚い人格者です。

　実際に、精油は「天然の抗生物質」とも呼ばれ、白血球の動きを活発化させ、免疫力を高める作用があります。

　瓶を開けたとき、決して「わあー、いい香り」と言いたくなるようなワクワクする香りではなく、「効き目がありそう」「苦いけど効果が高い薬」といったポジションにあるアロマです。香りがどうしても苦手な場合は、ラベンダーとブレンドすると、ティートリーの薬臭さをラベンダーがマイルドにしくれます。

　嗅ぐだけで身体が殺菌されそうな苦みのあるティートリーの香りは、精油だけをムエットにつけ、ティートリーという先入観をもたずに純粋に香りを捉えると、奥底にビターなダンディさが感じられます。そんなところからも、男性をイメージさせます。そんなティートリーと比較すると、ホワイト ティートリーと呼ばれる同じフトモモ科のカユプテは、女医さんといったところ。

　カユプテは、木が白いことからホワイト ティートリーと呼ばれるため、ティートリー院長先生よりも白衣の清潔感にこだわっている感じでしょうか。香りもマイルドでエストロゲン作用もあり、ティートリー独特の苦みが苦手な方やお子様などに使いやすい精油です。お好みで使い分けてみるのも楽しいでしょう。どちらも免疫力、生命力を上げてくれることは間違いありません。

24 ニアウリ
Niaouli

精油の基本情報

精油名	ニアウリ シネオール
学　名	*Melaleuca quinquenervia* (Cav.) S.T. Blake 1958
科　名	フトモモ科
原産地	オーストラリア、ニューカレドニア、タスマニア
抽出部位	葉、若い枝
抽出方法	水蒸気蒸留法

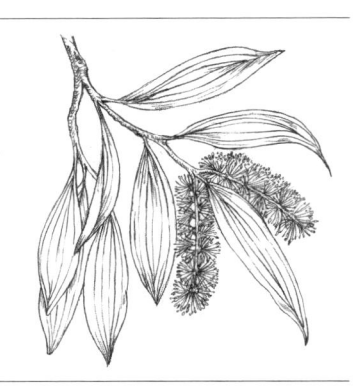

✤──植物としての特徴

ティートリーの近縁種。ほっそりと高く伸びる常緑樹。白樺に似ていて、樹皮が柔らかい。

原産国ニューカレドニアは天国に一番近い島として有名で、美しい海、のんびりとしたスローライフの国、リゾート地として人気の場所です。

ニューカレドニアにマラリヤなどの伝染病が見られないのは、ニアウリがたくさん自生しており、その芳香成分が周りの空気を浄化する働きをし、またニアウリの落葉が地面を覆うと強力な天然の殺菌消毒剤として働くからといわれています。

✤──精油の特色

シネオールタイプはすーっとした清涼感の中に、リナロールやネロリドールの甘さも奥から香ります。リナロールタイプやネロリドールは甘さがもう少し前面に出て、シネオールのすーっとした清涼感が加えられた感じになります。

✤──精油の安全性

刺激性があるため、使用は少量にとどめましょう。敏感肌、アレルギー体質、子どもへの使用には注意が必要です。妊娠中の女性には使えません。

✤──主な成分（効能）

●ニアウリ シネオール

1,8-シネオール……48.20%
　　抗気管支炎作用、去痰作用、抗菌・抗ウイルス作用、免疫増強作用、
　　血行促進作用、知的能力・判断力・理解力を向上させる

α-ピネン……12.50%
　　鬱滞除去作用、空気清浄作用、抗炎症作用、抗感染作用、
　　消炎鎮痛作用免疫向上作用、抗菌作用、抗肥満作用

リモネン……8.70%
　　消化促進作用、鬱滞除去作用、抗感染作用、血流促進作用、殺菌作用、
　　抗ウイルス作用、免疫刺激作用、肝臓強壮作用、腎機能強化作用

α-テルピネオール……7.60%
　　弱い局所麻酔作用、強い殺菌作用、抗感染作用

β-ピネン……3.00%
β-カリオフィレン……1.70%
その他

　ニアウリにはケモタイプがあり、シネオール、リナロール、ネロリドールタイプがあります。それぞれ成分比率は異なります。上記はシネオールタイプになります。
　1,8-シネオールタイプは、名前の通り、シネオールが一番多いので、呼吸器の不調や感染防止などに使用することが向いています。
　リナロールタイプは、香りがマイルドで安全性が高く、受け入れやすく、使いやすいです。気持ちも落ち着きながら、呼吸器を整えてくれるでしょう。
　ネロリドールタイプは、呼吸器のトラブルに使う効果にプラスして、ネロリドール特有のホルモン様作用が期待できます。

24 ニアウリ Niaouli

アロマテラピーの用途

♣──精神的アプローチ

1,8-シネオールの頭脳明晰作用もあり、集中力アップやモチベーションアップにも効果的です。

すーっとした中に甘さがあり、心にほどよい刺激を与え、肩身の狭い世界でため込んだストレスやしがらみからの解放を助けてくれます。目を閉じると呼吸が楽になるのを感じるはずです。

♣──身体的アプローチ

1,8-シネオールのタイプは呼吸器に有効で、気管支や肺の炎症を静める作用があるため、かぜやインフルエンザにもよいです。ユーカリよりも柔らかく、甘さもあるため、お子様のいるお家での芳香浴にもよいです。ホホバオイルにブレンドして首の後ろやデコルテに塗布すると呼吸が楽になるでしょう。

マラリヤの伝染から救ったこの香りの力を借りると、白血球と抗体の活性を高め、体が感染症と戦うのを助けてくれるため体を強くしてくれます。

リナロールタイプのほうがさらに安全に使えます。ネロリドールタイプにはホルモン様作用があることから、さまざまな女性系のトラブルにも使用できます。

フェイシャルにはあまり使用しません。

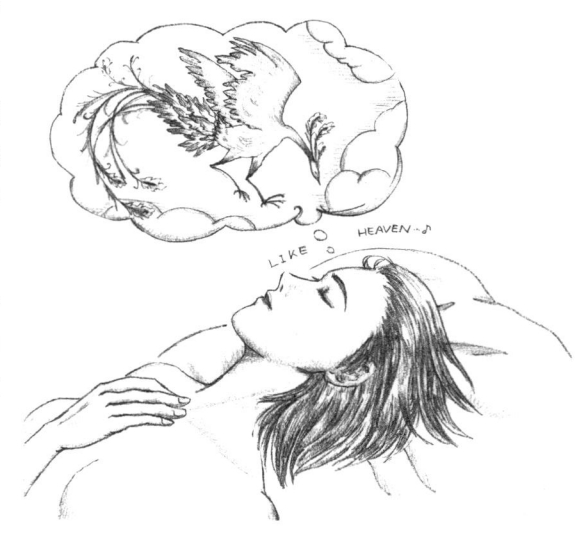

デコルテへのトリートメントで天国のような気分

精油のSTORY

＊ニアウリにピッタリなあなたはこんな人

気ままにスローライフを楽しむ自由人

「天国に一番近い島」といわれるニューカレドニアに生育するニアウリは、のんびりマイペースに暮らしているピュアな男性のイメージ。空気をきれいにしてくれる1,8-シネオールを豊富に含み、すがすがしい風を起こして呼吸をゆったりと整えてくれます。

ニューカレドニアは、そこに住む人々も急いでいたり何かに焦っているような人は見当たらず、その日、その瞬間をマイペースに楽しむエネルギーにあふれている国です。スピーディに毎日が過ぎ去る日本での暮らしからすると、非日常に浸れる場所の一つです。天国に一番近い島の名前は納得できます。

その昔マラリアが流行ったとき、ニューカレドニアにマラリアの感染が広がらなかったのはニアウリのおかげともいわれますが、世間擦れしていないため人を疑うことを知らない、いかにも騙されそうなキャラクターでありながら、ピュアなパワーが強すぎて悪い人が近づけない、そんな性質をもっています。

行く先々でボランティア活動をしながら、風に乗って気ままに旅をしているような、愛すべき自由人です。先のことは考えず、今を大切にしながらスローライフを楽しむ姿を見ると、誰もが「一度はあんな風に生きてみたい」と羨ましくなってしまうはず。せかせかと追われるように日々を過ごしている人や、人の目を気にしすぎて萎縮しているような人は、ニアウリと出会って深呼吸をするとスーッと楽になれます。肩の力が抜けて、悩んでいたことが馬鹿馬鹿しくなってしまうほど、リラックスすることができるでしょう。

ニアウリにもケモタイプがあり、リナロール、ネロリドール、1,8-シネオールがあります。リナロールやネロリドールは甘さがあり、より精神に働きます。ネロリドールはホルモン調節も期待できます。シネオールタイプは呼吸器を楽にするのに適しています。フトモモ科ファミリー特有のすっきりとした香りの中にも、異国ニューカレドニアを思わせる独特の個性が奥底から感じられる香りです。

25 ネロリ
Neroli

精油の基本情報

精油名	ネロリ
学　名	*Citrus* × *aurantium* var. *amara* L. 1753
科　名	ミカン科
原産地	モロッコ　チュニジア
抽出部位	花
抽出方法	水蒸気蒸留法

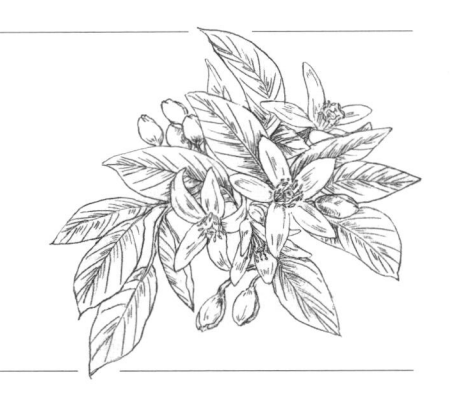

✤──植物としての特徴

　ネロリの木の先祖は橘の木といわれています。オレンジの木に咲く花で、5月の初旬に白い上品な花を咲かせます。

　この時期、ミカン畑には甘いネロリの香りが風に乗って届き、居心地のよい空間をつくってくれます。

　ネロリは花弁が厚く、ベルベット状の繊細な花びらで、触るとホロホロと崩れてしまいます。これを摘みとっていく作業には熟練の技が必要です。

✤──精油の特色

　精油メーカーが本当に質の高いものを扱っているかどうかの基準となるくらい、質がわかりやすいのがネロリの香りです。

　安価な偽物は、プチグレンを混ぜたような青い香りがしますが、質の高いものはフローラルで、嗅いだ瞬間に鼻に広がる華やかさがあり、甘い上品な香りがいっぱいに広がります。

　だからといって甘すぎる香りではない、柑橘系の爽やかな香りもバランスよく感じられます。

✤──精油の安全性

　非常に安全性の高い精油で、妊娠中も使用が可能です。

✣──主な成分（効能）

リナロール……34.14%
　　鎮静作用、交感神経の興奮を鎮める作用、血流増加作用、抗鬱作用、
　　中枢神経抑制作用、抗菌、抗真菌作用、抗炎症作用、弱い局所麻酔作用

β-ピネン……12.46%
　　抗感染作用、抗炎症作用、鬱滞除去作用、空気浄化作用

酢酸リナリル……8.90%
　　神経バランス回復作用、抗炎症作用、鎮痛作用、抗菌作用、抗真菌作用、
　　抗ウイルス作用、血圧降下作用

ネロリドール……2.70%
　　弱い女性ホルモン様作用

ミルセン……1.95%
サビネン……1.34%
その他

　ミカン科の花の香りであることから、シトラス調で、フローラルな香りをもつネロリの成分構成は、抗鬱作用と鎮静作用のあるリナロールの含有率の高さが特徴です。
　エステル類の酢酸リナリルも含み、不安、恐怖、緊張といった感情から解き放つお手伝いをしてくれるはずです。
　天然の精神安定剤といわれるのも、成分構成を見ると納得です。
　刺激の強い成分が少ないため、精油の中でも最も安全に使用ができるものの一つです。

25 ネロリ Neroli

アロマテラピーの用途

♣──精神的アプローチ

重症な鬱、不眠などの状態を緩和します。

心に蓄積した負の感情の重い荷物をわからないうちに少しずつ下ろすお手伝いをします。

高貴で主張しすぎないネロリの香りは、その香りに包まれている間、特別な場所にいる気持ちにさせてくれます。

♣──身体的アプローチ

緊張不安からくる腹痛、頭痛、痛みに対して有効です。ストレスで腹痛を起こしてしまうとき、みぞおちやデコルテにそっと塗り込むとよいでしょう。ホルモン調節作用も期待できます。

妊娠線予防、毛細血管拡張などにも効果を発揮します。妊娠線ができる前から、できそうな腹部や胸にホホバオイルやスイートアーモンドオイルにブレンドして、丁寧に塗っておくとよいでしょう。

フェイシャルに大変人気の精油で、敏感肌・乾燥肌・老化肌に有効です。ストレスで傷ついた肌には、心の面からアプローチした肌の改善が期待できるでしょう。フランキンセンス、ゼラニウムとブレンドして、ベースに月見草オイルを使ったフェイシャルを行うと、次の日、肌がふっくらツヤツヤになり、蘇(よみがえ)ったように透明感が出ます。

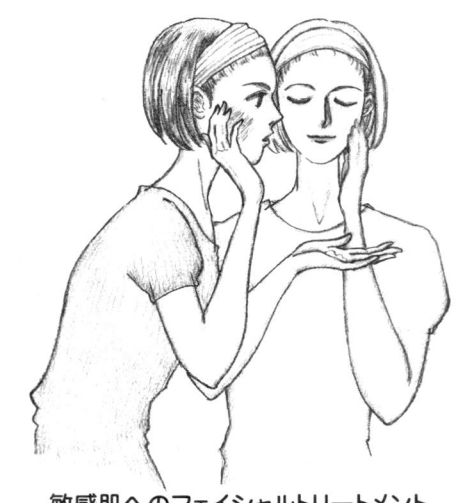

敏感肌へのフェイシャルトリートメント

精油のSTORY

＊ネロリにピッタリなあなたはこんな人

ワンランク上に高めてくれる
気品あふれる女性

　イタリア・ネロラ公国の美しい王女に愛されたことからその名がつけられたネロリ。身の回りのものの香りづけや、バスアロマとして楽しんでいたといわれます。手袋などの革製品の臭いを消すマスキングから使用され始めたとされ、貴族たちの間でも大流行したそうです。ムスクなど動物性の香りが主流だった中、華やかで気品のあるネロリの香りに女性たちが夢中になったのは当然のことといえるでしょう。そんなネロリの香りの魅力にいち早く気づいた王女様はまさにカリスマ的存在だったようですね。

　そんなネロリのイメージは、カジュアルな装いでもエレガントさを漂わせるようなクラス感のある女性。なじみ深い柑橘の花でありながら、1kgの花から得られる精油はたった1gという非常に貴重なものであることも、高貴さをイメージさせる理由かもしれません。

　ネロリには「ネロリにふさわしい自分」になる覚悟を決めさせてくれるような力があります。白い服を着こなすためには自信や心の健康がないと難しいものですが、ネロリは真っ白なシャツをさりげなく着ていても気品を感じさせるような魅力の持ち主。ネロリの香りは、プライドは高いけれど実は自分に自信がなく、着こなしの難しい白い服から逃げてしまうような人に、落ち着いて自分らしく振る舞うことを教えてくれます。この香りに豪華な装飾品はいらない、素の自分の魅力に気づきワンランク上に高めてくれます。ほろほろと崩れてしまいそうなベルベットの花からとれる繊細でやさしい香りは、いらないプライドや、余計な感情の荷物も、知らないうちにそっと下ろしてくれます。

　使うことで自分を高められる、自分を高めることでより心に素直でいられる、人生のパートナーになってくれそうな香りです。ワンランク上のいつも高いポジションにいるのに、決して肩によけいな力が入っているわけではない、自然体で魅力的なすてきな香りです。

26 パイン
Pine

精油の基本情報

精油名	パイン ニードル
学 名	*Pinus sylvestris* L. 1753
科 名	マツ科
原産地	ユーラシア大陸・アメリカ東部・ヨーロッパ・ロシア・バルト諸国・スカンジナビア・フランス・オーストラリア
抽出部位	針葉、球果
抽出方法	水蒸気蒸留法

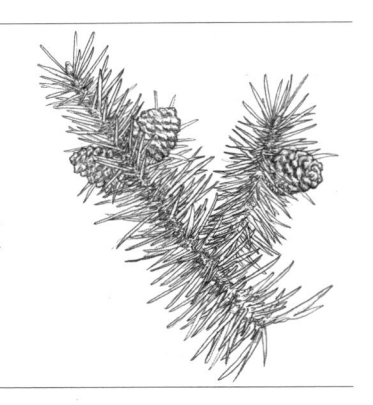

♣──植物としての特徴

　パイン（パイン ニードル）は、北欧などで広く生育する針葉樹です。ヨーロッパアカマツ、スコッチパインとも呼ばれています（スコッチはスコットランドの意味で、パインはスコットランドの国木です）。

　樹高は高く、40mにまで生長するものもあります。赤茶色の樹皮をもち、深い割れ目があるのが特徴です。

　パイン ニードルという名前のとおり、葉がシャープで強く硬く長い、まっすぐで針のような形をしていて、勢いよく放射線状になっています。もちろん触ると痛いです。

　若いうちの針葉は色も淡く、葉も柔らかく、ハチミツなどに漬けると、のどによいシロップができます。マツボックリとして知られる球果をつけ、葉とともに精油の原材料として使用されます。生育する土地を選ばず、水分もあまり必要としないため、砂地でもよく育ちます。

♣──精油の特色

　強くドライでバルサム調な松の香り。

♣──精油の安全性

　敏感な肌を刺激する場合があります。

✤――主な成分（効能）

α-ピネン……43.44%
　鬱滞除去作用、空気清浄作用、抗炎症作用、抗感染作用、消炎鎮痛作用、免疫向上作用、抗菌作用、抗肥満作用

β-ピネン……21.35%
　抗感染作用、抗炎症作用、鬱滞除去作用、空気浄化作用

δ3-カレン……16.42%
　鎮咳作用、減肥作用

リモネン……7.81%
　消化促進作用、鬱滞除去作用、抗感染作用、血流促進作用、殺菌作用、抗ウイルス作用、免疫刺激作用、肝臓強壮作用、腎機能強化作用

ミルセン……2.17%
β-カリオフィレン……1.83%
酢酸ボルニル……1.59%
　抗痙攣作用、心拍・不整脈調整作用、脊椎筋肉弛緩作用

その他

　パイン ニードルの成分構成の特徴は、モノテルペン炭化水素類で多く構成されていることです。
　ピネン類を豊富に含み、森林を思わせる香りが特徴的です。空気清浄作用があり、芳香浴に用いると、空気がクリーンになります。すがすがしい風が吹いたようなそんな気持ちになります。
　身体に用いると、鬱滞しているところを勢いよく流す作用が期待できそうです。
　流れが止まっている血流リンパ促進を目的に使うとよいでしょう。
　すがすがしい香りの奥にひそむ松独特の香りは、特徴成分である酢酸ボルニルからきています。
　この香りは強く、鼻について苦手な人もいるので、レモンやユーカリとブレンドして芳香浴に用いるとよいでしょう。

26 パイン Pine

アロマテラピーの用途

✤──精神的アプローチ

　パインの香りを嗅ぐと、燃料切れの脳のエンジンにガソリンが注がれ、エンジンがかかったような気持ちになります。
　気力が湧かないとき、衰弱したとき、精神・肉体疲労がたまっているときに喝を入れてくれる香りです。
　ストレスと闘うホルモンを増強させ、ストレスに打ち勝つエネルギーを補充してくれます。

✤──身体的アプローチ

　モノテルペン炭化水素類で９割近くを占めるこの精油は、コルチゾンに似た特徴をもちます。コルチゾンの作用はストレスに対抗する力、抗アレルギー作用があげられ、アレルギー反応を抑えます。鬱滞を除去することから、むくみ、肩こりといった一般的なトラブルだけではなく、関節炎、痛風、リウマチ、筋肉痛、坐骨神経痛にもよいとされます。また、呼吸器系強壮作用による喘息、気管支炎、咳、鼻炎、のどの痛み、かぜ、インフルエンザの改善も期待できます。
　泌尿器系強壮作用による膀胱炎・尿道炎などにも効果を発揮します。ピネンが多く、老廃物を流す作用が強いので、肥満、セルライト、むくみに対して、リンパ強壮のジュニパーやグレープフルーツ、脂肪溶解のローズマリーや血行促進のジンジャーなどとブレンドして、もみほぐしのトリートメントによく用います。
　フェイシャルにはあまり向きません。

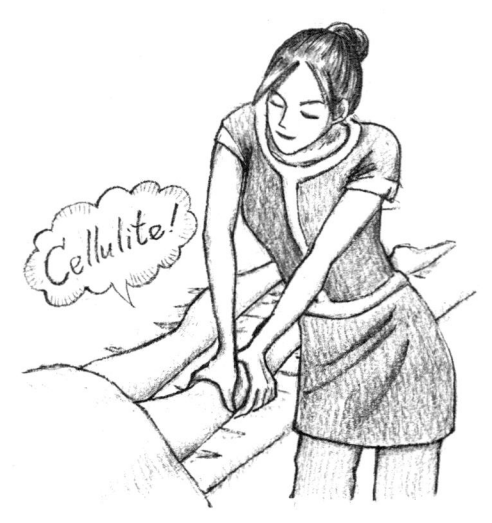

セルライトのもみだしトリートメント

精油のSTORY

＊パインにピッタリなあなたはこんな人

厳しく喝を入れてくれる指導者

　日本でもおなじみの松から採取されるパイン。精油は日本の松ではなく、フランスの高山植物であるスコッチ パインから抽出されます。針のようにまっすぐでシャープな葉をもつ常緑樹で、不老長寿の象徴として大切にされてきました。

　薬のような強い香りをもつパインはピネンを多く含み、浄化するパワーに優れています。

　普通は言いにくいような辛辣（しんらつ）なことをはっきりと口に出し、叱咤激励する指導者のような精油です。シャープなその葉のように不要なものごとをバッサリ切りながら、スピード感をもって進めていく力強さがあります。特にぐずぐずとはっきりしない態度を嫌い、たるんでいるときは厳しく喝を入れます。その根底には相手を思う心と愛情があり、アドバイスは厳しくても的を射ています。気合いを入れるだけでなく、ストレスや怠け心に打ち勝つ力を与えてくれます。

　私たちの身体の中で分泌される天然のストレス対抗ホルモンである糖質コルチコイドのように、ストレスから早く回復するように愛のムチを振るってくれます。

　心身のデトックス効果が高く、ネガティブな感情を洗い流し、むくみやセルライトを除去し、血液やリンパをサラサラにする効果もあります。西洋医学的な代謝産物である老廃物だけではなく、目には見えない感情の滞（とどこお）りも、血液やリンパの鬱滞につながっているのでしょう。

　パインの愛のムチは、ねちねちとした、できない、やらない言い訳をいう余地はいっさい与えません。

　脂肪溶解作用を得意とするローズマリーとのブレンドは、ダイエットの最強コンビ。体にたまった脂肪もバッサリと切り落とすかのようです。どうしても気合いが入らずに自分自身に喝を入れたいとき、何としてもダイエットを成功させたいとき、パインの力を借りて自らを奮い立たせていきましょう。

27 バジル
Basil

精油の基本情報

精油名	バジル
学　名	*Ocimum basilicum* L. 1753
科　名	シソ科
原産地	北アフリカ・フランス・キプロス島・セーシェル諸島
抽出部位	葉、花序（先端の花の咲いた部分）
抽出方法	水蒸気蒸留法

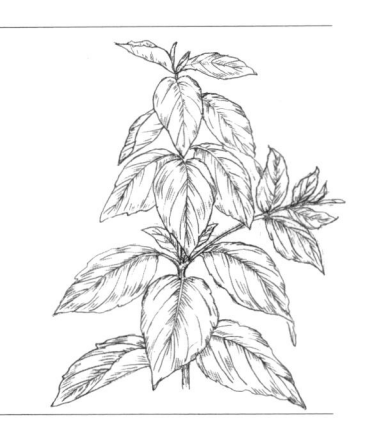

✣──植物としての特徴

　ハーブとしてなじみ深いバジル。少し先がとがった5〜10cmほどのツヤのある青々とした緑の葉をつけ、ちぎったり揉んだりすると芳香を放ちます。

　夏には茎の上に白や紫がかったかわいらしい花を咲かせます。花が咲いてしまうと葉は固くなってしまうため、花の前に収穫するのがベストです。

✣──精油の特色

　スパイシーで輪郭のしっかりとした鼻に残る存在感のある香り。

　バジル トロピカルは、アニスに似た強い甘さがあります。スイートバジルは、バジル トロピカルよりもリナロールが多いため、控えめで受け入れやすい香りです。

✣──精油の安全性

　通経作用があるため妊娠中は避けるべき精油です。敏感肌を刺激する可能性もあります。

　高濃度の使用は麻痺を起こす可能性があるので注意が必要です。

　リナロールの多いスイートバジルは安全性が高く、バジル トロピカルはメチルカビコールの含有率が高く、その分効果もありますが、十分注意して使用してください。

✣──主な成分（効能）

● バジル トロピカル

メチルカビコール……74.32%
 消化促進作用、抗痙攣作用、エストロゲン様作用、乳汁分泌促進作用、
 抗ウイルス作用、消炎鎮痛作用、通経作用、筋肉弛緩作用、抗菌作用、
 防虫作用

リナロール……19.20%
 鎮静作用、交感神経の興奮を鎮める作用、血流増加作用、抗鬱作用、
 中枢神経抑制作用、抗菌・抗真菌作用、抗炎症作用、弱い局所麻酔作用

カリオフィレン……0.52%

その他

● スイートバジル（バジル・リナロール）

リナロール……51.71%
 鎮静作用、交感神経の興奮を鎮める作用、血流増加作用、抗鬱作用、
 中枢神経抑制作用、抗菌・抗真菌作用、抗炎症作用、弱い局所麻酔作用

1,8-シネオール……7.64%
 抗気管支炎作用、去痰作用、抗菌、抗ウイルス作用、免疫増強作用、血行促進作用、
 知的能力・判断力・理解力を向上させる

オイゲノール……4.91%
 血管拡張作用、免疫強壮作用、鎮痛作用、抗ウイルス作用、分娩促進作用、
 局所麻酔作用、血小板活性阻止作用、抗菌作用、抗真菌作用、抗寄生虫作用

メチルカビコール……1.00%

カンファー……0.46%

テルピネン-4-オール……0.25%

その他

　バジル トロピカルには、エーテル類のメチルカビコール類が70％以上も含まれ刺激も強く、特に敏感肌の方への使用には注意が必要です。香りもアニス調の主張の強い甘い香りが鼻につく人もいます。
　一方、スイートバジルは主成分がリナロールで、メチルカビコールの含有量は非常に少なく、安全に使用ができるのと、香りもマイルドでハーブのときのバジルと似ていて受け入れやすいので、トリートメントではスイートバジルがおすすめです。

27 バジル Basil

アロマテラピーの用途

♣──精神的アプローチ

バジル トロピカルは何かをやろうとしているときに頭の中がもやもやとしてきたり、集中力がなくなってきたときに、感覚を鋭敏にし、長期にわたっての集中力を高めます。ローズマリーやペパーミントとブレンドするとよいでしょう。

スイートバジルは、リナロールの抗不安作用により、覚醒させるだけではなく、リラックスしながら集中させるという絶妙なバランスをとってくれる精油です。

どちらも、ひらめきやアイデアを得るのに欠かせない香りで、嗅ぐことにより第6感や、ほしい情報に対して立てたアンテナが敏感に稼働します。迷いをなくし、決断力も高めてくれます。

♣──身体的アプローチ

エストロゲン様作用があるので、月経困難、少量月経、不妊症にもよいとされます。鎮痛作用もあるので、相乗効果で月経痛にもよいとされています。マンダリンやクラリセージなどとブレンドして、痛くなる前の時期から、仙骨や腹部にアプローチしておくとよいでしょう。

消化不良、腹部の膨張感、吐き気、胃腸の活性化など、消化器トラブルにも有効です。呼吸器の強壮、鼻詰まり、喘息、気管支炎などにも効果的です。

鎮痛に優れ、頭痛や偏頭痛、痛風の痛みにも使われることがあり、あらゆる痛みに対応します。

刺激が強くフェイシャルには不向きです。

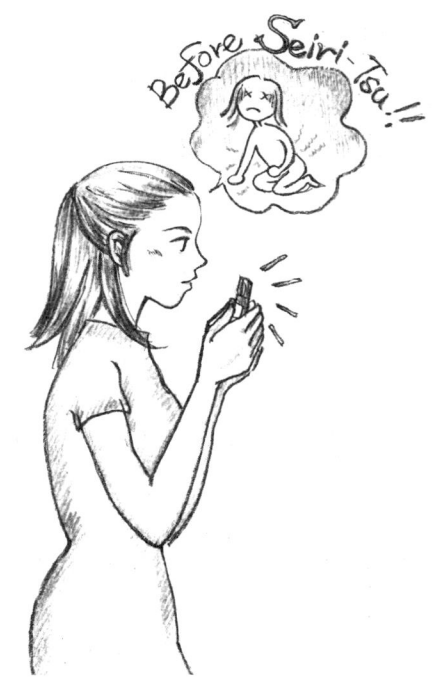

生理前に腹部、仙骨にトリートメント

精油の STORY

＊バジルにピッタリなあなたはこんな人

パワフルなベンチャー企業の若手経営者

　学名の *basilicum* は「王」を意味しているように、バジルは頼りがいのあるリーダーをイメージさせます。ペパーミントと同様に覚醒と集中をもたらしますが、バジルのほうがより持続力があり、長時間作用するという特徴があります。感覚を研ぎ澄まし、リラックスさせながら集中力を発揮させてくれます。バジルのもつ神経を鋭敏にする力を、昔は政治の場にも利用していたともいわれていますが、リーダーとして重要な決断をするために最大限の力を発揮できるよう、バジルの力が導いてくれたのかもしれません。

　生命力が強く繁殖もしやすい姿は、頭が切れる上に行動も早く、成果を追求するベンチャー企業の若手経営者のよう。仕事をするだけでなく、忙しい中でジムにも通って身体を鍛え上げているような、タフでパワフルな精油です。とはいえ頑張っている素振りは見せず、本人はいたって自然体そのものです。現実社会にいたら女性にモテモテの魅力的な男性です。

　そんな男性的なイメージが強いバジルですが、実はエストロゲン作用があり、女性ホルモンを調節してくれる作用もあります。鎮痛にも強く、生理痛などの悩みも解決へと導いてくれることでしょう。精油は葉からとれますが、花が咲く前に摘まないと葉が固くなってしまいます。花の存在があまり知られていませんが、かわいらしい白い花を咲かせます。また、バジル精油にもケモタイプがあり、メチルカビコールが多いバジル トロピカルは刺激も存在感も強い香りで、苦手な方も多いです。

　一方、トリートメントにも安全で使いやすく、アロマセラピストにもおすすめのリナロールタイプのスイートバジルは、やさしさも強さもある香りです。バリバリ仕事をこなす社長の中には社員がついていけないほど突っ走ってしまう人もいますが、スイートバジルは男性社員はもちろん、女性社員からの信頼も集める理想的なリーダーといえるでしょう。

28 パチュリ
Patchouli

精油の基本情報

精油名	パチュリ
学　名	*Pogostemon cablin* (Blanco) Benth. 1848
科　名	シソ科
原産地	インド・マレーシア・ミャンマー・パラグアイ・アメリカ・インドネシア・ブラジル・リビア
抽出部位	葉
抽出方法	水蒸気蒸留法

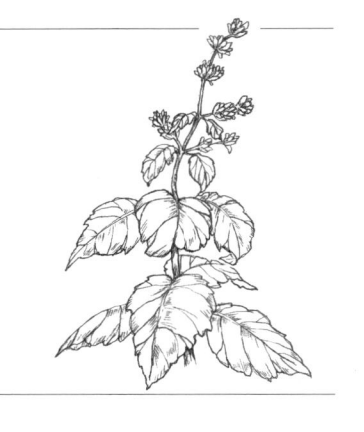

✤──植物としての特徴

インドなど気温の高い熱帯地方に生育しますが、日光は好まず、90cmほどの高さに生長します。

薄紫色の花は強い芳香を放ち、晩秋頃に開花します。

生葉には香りがなく、葉が枝から離れたときに芳香をもちます。

葉は年に数回収穫し、乾燥させ発酵させた葉を水蒸気蒸留して精油を得ます。発酵処理をすることで、パチュリ独特のエキゾチックな香りがもたらされます。

✤──精油の特色

土や墨汁を想わせるスモーキーでスパイシーな香り。鼻に強く残る香り。

香水の保留剤にもなり、開封した後も、年がたてばたつほど熟成して品質が上がる精油です。

✤──精油の安全性

集中力が減退したり、気分が悪くなる場合があるため、高濃度の使用に注意しましょう。

♣──主な成分（効能）

パチュリアルコール……33.05%
　　組織再生作用、抗炎症作用、抗アレルギー作用、静脈鬱滞除去作用、
　　抗真菌作用

α-ブルネッセン……16.87%
　　リンパ強壮作用、静脈強壮作用、鬱滞除去作用

α-ガイエン……13.53%
セイチュレン……6.90%
パチュレン……4.99%
β-カリオフィレン……3.18%
その他

　パチュリは、構成成分にセスキテルペン類が多いため、香りもヘビーで粘性が高く、ベースノートになります。
　セスキテルペン炭化水素のα-ブルネッセンは、リンパの流れを促進し、心身の余計な老廃物を流してくれます。
　パチュリの最大の特徴成分である、セスキテルペンアルコールのパチュリアルコールは組織再生作用が優れています。
　皮膚をひきしめてくれるのに適しています。
　皮膚を引き締める作用だけではなく、リンパや鬱滞を流す作用もあるため、ボディにおいては老廃物を流しながら、たるんだ肌や、ダイエット後の皮膚の引き締めにもよいでしょう。
　フェイシャルにおいても、むくみやくすみを改善しながら、肌にハリをもたらしてくれる、ありがたい成分をもつ精油です。

28 パチュリ Patchouli

アロマテラピーの用途

✤──精神的アプローチ

高すぎない濃度で使用すると、感情のバランスをとり深く鎮静させる香りです。ものごとを客観的に見つめるサポートをする働きがあり、問題に対して冷静に判断できるようにします。

年齢を重ねていくことに対して肯定を意味する香りですので、加齢とともに感じてくる悩みやコンプレックスを解消してくれます。

✤──身体的アプローチ

体を強壮し、免疫力を上げる作用があります。リンパを強壮するので、むくみやセルライトにも効果を発揮します。過剰な食欲を減退させ、年齢により代謝が下がったことで起きる体重増加を抑制する他、ダイエットの後、急激に痩せてたるんだ皮膚をひきしめる効果もあります。ダイエット中からブレンドオイルの隠し味として入れておくとよいでしょう。静かに性への催淫作用があり、不感症・インポテンツにも効果があるとされます。

組織再生作用により、傷んだ肌や老化肌によいので、フェイシャルにも人気です。ただし、香りが苦手な方にはフェイシャル使用は避けたり、ローズとのブレンド、ネロリ、フランキンセンスとのブレンドに隠し味で、パチュリを入れることで、香りが受け入れやすくなります。

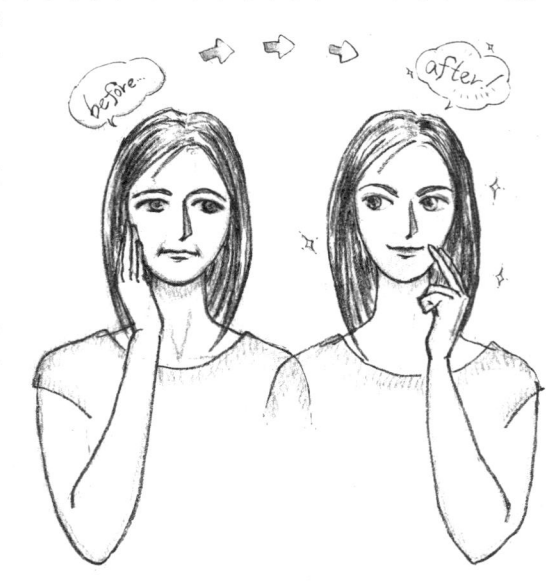

しわ・たるみ肌のフェイシャルトリートメント

精油のSTORY

＊パチュリにピッタリなあなたはこんな人

年齢を重ねるほどに 魅力を増す個性的な女性

　あのマドンナもその香りに夢中になったといわれるパチュリ。生葉には香りがなく、乾燥させ発酵させてから精油を得ることで独特の香りを放ちます。精油自体も熟成するほど香りの質が高まることから、年齢を重ねるごとに独自の魅力を増していく女性のように思えます。

　「アンチエイジング」という言葉は、加齢に抗(あらが)う意味をもっていますが、パチュリは時の流れや自然のままの自分を受け入れています。パチュリのメッセージは、アンチエイジングではなく、「スローエイジング」です。美しく年齢を重ねるという意味では、肌のたるみを改善するフェイシャルにも使われるのは納得です。植物が肥沃な大地を好んで育つことからも、老廃物や脂肪、嫌なことをため込まず、いつまでも健康に過ごせるよう規則的な生活をし、正しく生きていく、また一人で生き抜く覚悟と力をもつイメージがあります。

　スモーキーな香りは独特で、誰とでも気さくに付き合うようなタイプではありませんが、その魅力に惹かれた人からは強く信頼されます。パチュリの力を借りると、客観的にものごとを見つめられるようになり、自己の迷いや弱さをそのまま受け入れ、その上で何をすべきかを考えられるようになります。自らの「強さ」「迷いのなさ」を黙って示し、心身ともに不要なものを削ぎ落とし、自立をサポートしくれる大人の魅力をもったアロマです。

　非常に香りが強いので、その昔麻薬を隠すのにも使われたほど。ですから、使う濃度は適量であること、隠し味で用いることがおすすめです。

　量が多すぎると、思考回路が完全にストップしてしまいます。自分の内側を見つめる使い方をするには、他の精油とのブレンドの中にひそかに隠れる1滴の力を信じて使うのに向いています。

29 パルマローザ
Palmarosa

精油の基本情報

精油名	パルマローザ
学　名	*Cymbopogon martini* (Roxb.) Will. Watson 1882
科　名	イネ科
原産地	インド・パキスタン・インドネシア・ブラジル・モロッコ
抽出部位	葉
抽出方法	水蒸気蒸留法

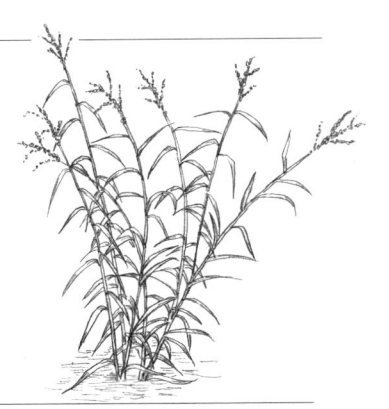

✤──植物としての特徴

　パルマローザはインド原産のイネ科の多年草で、草丈80〜100㎝くらいにまで生長します。イネに似た細い葉が特徴で、レモングラスやシトロネラの近縁種にあたります。

　花が咲く前に収穫した葉を完全に乾燥させることで精油の収油量が最大となります。

　パルマローザの精油は高価なローズ精油の代用品として珍重されてきました。パルマローザは別名「インディアン ゼラニウム」とも呼ばれますが、ゲラニオールはゼラニウムやローズよりも多く含みます。

✤──精油の特色

　田んぼを想い起こすような、懐かしい土を想像させるイネ科の落ち着いた香りの中に、ローズとゼラニウムのような甘いフローラル調も奥に秘めている香り。

✤──精油の安全性

　極めて安全性が高い精油ですが、ずっと長く嗅いでいたり、高濃度で嗅ぐと、ぐったりするときがあります。

✤——主な成分（効能）

ゲラニオール……79.86%
　　抗感染作用、鎮痛鎮静作用、免疫向上作用、強壮刺激作用、
　　皮膚弾力回復作用、収れん作用、弱い局所麻酔作用、胆汁分泌作用、
　　昆虫忌避作用、交感神経の興奮を鎮めイライラを抑える

酢酸ゲラニル……9.19%
　　抗炎症作用、交感神経の興奮を抑えイライラを鎮める

β-カリオフィレン……1.70%
　　抗炎症作用、抗アレルギー作用、消毒殺菌作用、弱い降圧作用

リナロール……2.25%
その他

　パルマローザの成分構成の特徴は何といっても、ゲラニオールの含有率が非常に高いことです。
　ゲラニオールは、バラやローズゼラニウムにもみられる成分ですが、含有率が圧倒的にパルマローザのほうが高いです。
　パルマローザは、奥に華やかさも秘めた香りをもちますが、全体的に、土を思わせるような香りです。
　ゼラニウムの香りはふわっと上に上がるような印象がありますが、パルマローザはゲラニオールが多くなるため、もう少しダークトーンで、下に下にエネルギーを感じる、典型的なグラウンディングを起こす精油です。
　ゲラニオールは交感神経を鎮めるので、鎮静と落ち着きをもたらしてくれる成分です。
　嗅ぐと土にかえったような、静かに再生するような気持ちにさせてくれるのは、ゲラニオールがもたらしてくれているのでしょう。
　皮膚弾力回復作用も期待できるので、皮膚のひきしめにもよいでしょう。

29 パルマローザ Palmarosa

アロマテラピーの用途

✤──精神的アプローチ

強い鎮静力があり、ストレスや神経性の症状の緩和、感情のバランス調整に効果的です。大地に足をつけるグラウンディング効果をもたらす代表的な精油です。
日本人が懐かしいと感じる田んぼのような、土のような香りで情緒が安定します。

✤──身体的アプローチ

ゲラニオールの抗感染作用、抗ウイルス作用、免疫調整作用により、免疫力を強化してくれます。胃腸の感染症や下痢にもよく、神経性の食欲不良に効果を発揮します。発熱した体温を下げるのにも役立ちます。鎮痛作用もあり、炎症を伴う腰痛・肩こりなどにもおすすめです。

ゲラニオールには皮膚弾力回復作用があるため、フェイシャルにも人気の精油です。乾燥肌に特にいいですが、皮脂分泌を正常化するので混合肌にもよい効果をもたらします。
パルマローザの香りが苦手な方には、表情筋が固まってしまうため、鼻にダイレクトな刺激をもたらすフェイシャルには使用しない方がよいでしょう。

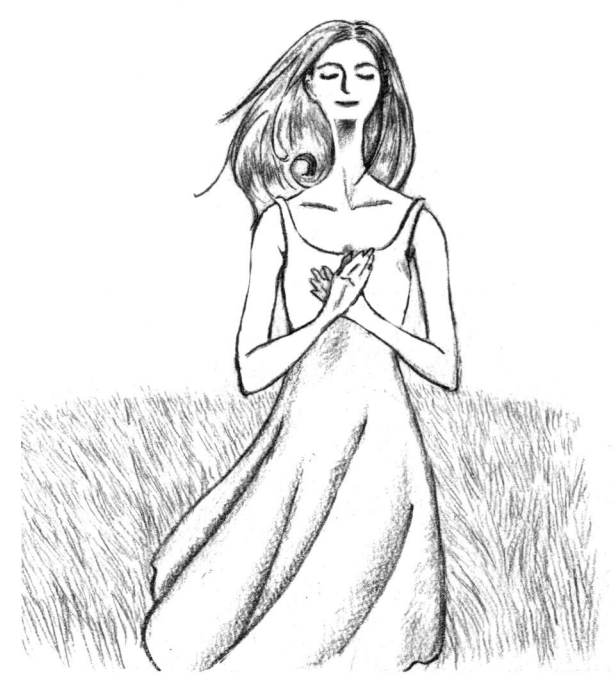

瞑想すると懐かしい情景が思い浮かぶ

精油の STORY

＊パルマローザにピッタリなあなたはこんな人

真の女性らしさをもつ自然体美人

　個人的にはいつも気合いを入れて着飾って、きれいでいること、女性性を常に高めていることは、生き方としてとても賛成です。しかし、服装や髪型だけで女性らしさをアピールする人の中には、実は心のどこかで女性としての魅力に自信がないという不安が含まれていることがあります。パルマローザは、その逆ともいえる「アピール不要な女性らしさ」を備えている精油。お掃除もお料理もそつなくこなすのは本人にとっては当たり前なので、あえて主張することなど考えたこともないような自然体美人のイメージです。

　しっかりと土に根を張り、着飾らない葉っぱの姿は、表には出さない芯の強さを感じさせます。浮わついたところがなく、不安を感じている人を落ち着かせ、地に足をつけてくれる作用があります。華やかな香りの中に、土を思わせる落ち着いた懐かしいような母なる大地の香りがします。

　幸せな気持ちをもたらすゲラニオールを、ローズゼラニウムよりもふんだんに含んでいます。
　美肌効果も高く、潤いやはりをもたらしてくれます。華やかなローズと比べると目立たない存在ですが、その実力は折り紙つき。

　外見の美しさだけでなく、内面を磨き、本当の自信を身につけたい人に力を貸してくれるアロマです。フルメイクで美しいドレスを着た、きらびやかでゴージャスな美しさではないですが、すっぴんで日焼けをしながら太陽の光のもとで汗がきらりと光って流れ、思いきり白い歯を見せて笑顔でいる姿に惹かれるイメージがパルマローザの魅力です。ローズの美しさや華やかさとは違う種類の女性の美しさといえるでしょう。

　たくさんの仮面をかぶりながら、「本当の私を見てほしい」と思っている女性には、仮面をとって素の自分の魅力を高めるお手伝いをしてくれることでしょう。

30 プチグレン
Petitgrain

精油の基本情報

精油名	プチグレン
学名	*Citrus × aurantium* var. *amara* L. 1753
科名	ミカン科
原産地	フランス・イタリア・中国東部・インド東部・北アフリカ・パラグアイ・ハイチ
抽出部位	葉、小枝
抽出方法	水蒸気蒸留法

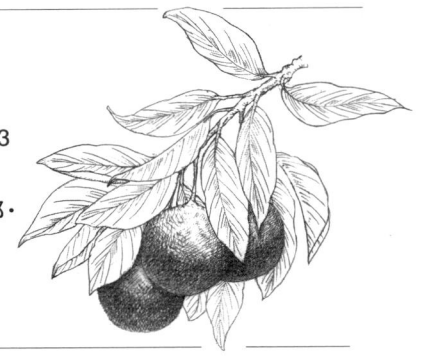

✤──植物としての特徴

プチグレン（petit grain）とはフランス語で「小さな粒」「小さな玉」という意味で、蕾(つぼみ)や未熟な果実のことを指しています。

熟す前の若い青臭い香りが特徴的な精油です。

ビターオレンジという植物は、果皮からはオレンジ、花からはネロリ、葉と枝からプチグレンの精油がとれます。

誰もが注目する実や華やかな花と異なり、葉と小枝という控えめな位置に存在するのがプチグレンの性格を物語っています。

✤──精油の特色

瓶から嗅いだ最初の印象は、青臭いウッディな香りが鼻に残りますが、長く香りを嗅いでいると、葉のグリーン調、木のウッディ調、果実のシトラス調、花のフローラル調を混ぜ合わせたオレンジの木全体を感じさせるバランスのとれた香り。

✤──精油の安全性

非常に安全性の高い精油です。

✤──主な成分（効能）

酢酸リナリル……49.82%
　　神経バランス回復作用、抗炎症作用、鎮痛作用、抗菌作用、抗真菌作用、
　　抗ウイルス作用、血圧降下作用

リナロール……23.68%
　　鎮静作用、交感神経の興奮を鎮める作用、血流増加作用、抗鬱作用、
　　中枢神経抑制作用、抗菌・抗真菌作用、抗炎症作用、弱い局所麻酔作用

α-テルピネオール……6.09%
　　弱い局所麻酔作用、強い殺菌作用、抗感染作用

酢酸ゲラニル……4.16%
　　抗炎症作用、交感神経の興奮を抑えイライラを鎮める

酢酸ネリル……2.43%
　　鎮静鎮痛作用、抗炎症作用、抗痙攣作用

ゲラニオール……3.15%
その他

　プチグレンの特徴は何といっても、エステルである酢酸リナリルの含有率の高さ。成分構成を見ると一目瞭然です。
　同じ植物の花からとれるネロリ以上に、目立たない枝葉から採取されるプチグレンにエステルが豊富なのもおもしろい特徴です。
　エステルといえば思いつくラベンダーより、はるかに含有率は高くなります。
　酢酸リナリルの鎮静力と、リナロールの抗不安作用により、精神へのアプローチが得意なプチグレン。あらゆる負の感情や、神経疲労に対して慰めるように癒してくれるはずです。
　また、酢酸リナリルの鎮静作用と、酢酸ネリルの鎮静と、胆汁分泌促進作用により、蓄積したストレスで過敏になっている胃腸を鎮静させてくれるはずです。
　精神的なものからくる胃腸不安によいのも納得です。

30　プチグレン Petitgrain

アロマテラピーの用途

♣――― 精神的アプローチ

　感情が落ち込んでいるときは自信をもたせ、怒りによる興奮やパニック状態を鎮め、気持ちを新たにリフレッシュさせてくれる香りです。より重症な抑鬱症にはネロリのほうが一層効果的といわれますが、表に出せない感情がたまって出た心身の不調ほど、プチグレンの香りは心の奥に届きます。神経系の鎮静剤効果があり、不眠にもよいとされます。本当に疲れてしまったとき、とてつもなくよい香りに感じ、冷えた心が温められるような、思わず涙がこぼれるような気持ちになります。

♣――― 身体的アプローチ

　リナロールは免疫刺激剤として働き、病気に対する体全体の抵抗力を強めてくれます。病後や衰弱状態のときの助けとなります。ストレスによる胃腸不調にも効果があります。みぞおちに対してあまり動きを加えずにブレンドオイルを塗布してタッチングすると静かに温められ、緊張していた胃腸が癒され、胃腸が動き始めるのがセラピストにも手にとるようにわかります。

　フェイシャルにも使用されます。吹き出物、にきびなど、弱っている肌を強くするのが得意です。特にその原因にストレスが関わっていた場合は有効です。

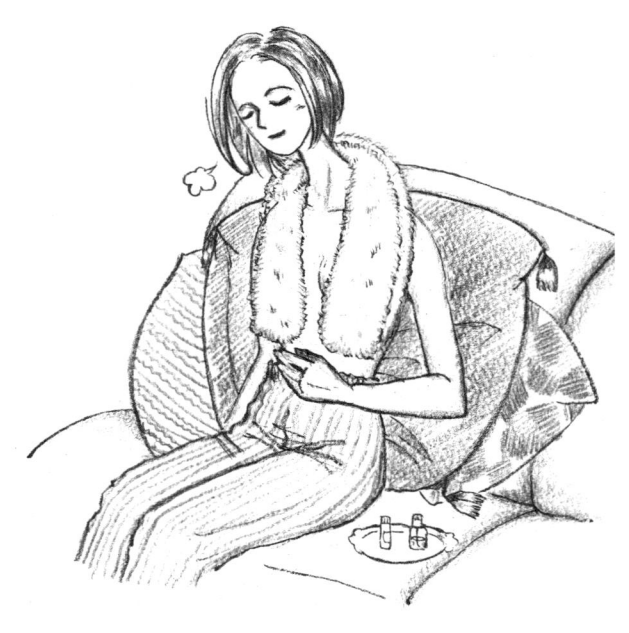

みぞおちへやさしくアプローチ

精油のSTORY

＊プチグレンにピッタリなあなたはこんな人

花と実の影で主役を支えるやさしい実力者

　香り高く美しいネロリの花、思わず手に取りたくなるおいしそうなオレンジの実の陰で、ひっそりとやさしさのパワーを蓄えているのがプチグレンです。

　プチグレンはビターオレンジの枝と葉から抽出される精油です。注目を集めやすい花や実が育つのも枝葉の働きがあってこそ。その姿は、華やかな舞台を陰で支える裏方スタッフといったところでしょうか。
　自分の置かれた立場に誇りをもち、与えられた役割をしっかりこなし周囲からの信頼を集める実力者、というのがプチグレンのイメージ。高価なネロリの代用として使われることが多いため、その価値が軽視されている傾向にありますが、鎮静効果の高い「エステル」がネロリよりも豊富に含まれ、やさしさと癒しに満ちあふれたアロマです。

　エステルといえばラベンダーが有名ですが、ラベンダーよりもさらにエステルの含有率が高い、といえばその実力がおわかりいただけるでしょう。安全性も高く、心と身体の両方にやさしく働きかける作用をもっています。結果を求めるだけでなく、プロセスを大切にしながら着実に進めていきたいときに、プチグレンの香りが手を差し伸べてくれるでしょう。

　誰にも知られず陰で努力をし、わかりやすい賞賛を受けないところで活躍するポジションに誇りをもち、自分自身の価値を自分で認めることができたとき、プチグレンのように強く生きることができるようになるかもしれません。誰かと比較した自分を評価したり、誰かから認められるのを待つのではなく、自分が自分を認めたそのとき、プチグレンの香りを嗅ぐと、あまりいい香りとは感じないようになっているのかもしれませんね。
　まさに必要な人に、必要なときに届けられ、ずっと頼らなくてもいいようにプチグレンから卒業させてくれる、そんなすばらしい香りです。

31 ブラックペッパー
Black pepper

精油の基本情報

精油名	ブラックペッパー
学　名	*Piper nigrum* L. 1753
科　名	コショウ科
原産地	インド・マレーシア・マダガスカル
抽出部位	果実
抽出方法	水蒸気蒸留法

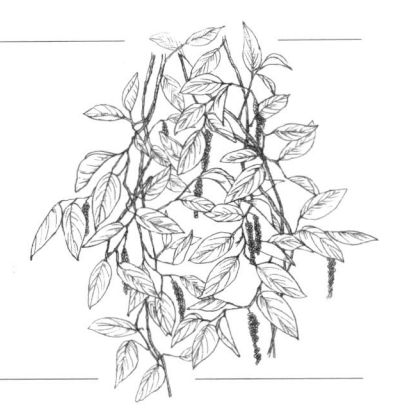

✤──植物としての特徴

　高さ5～9mに達するつる性の常緑・多年生の木で、他の木を支柱にして巻きついて育ちます。

　葉は肉厚で大きくスペードの形をし、花は小さい房状です。一房につき50～60個の果実からなる房をつけ、その果実をとって乾燥させたのがスパイスとしてのコショウです。

　収穫できるのは発芽後3年くらいで、その後15～20年くらいは毎年収穫できます。1本の木からおよそ2kgのコショウを採取することができます。

　ブラックペッパーの精油は、小さな未熟な実を摘み、黒色になるまで天日乾燥させたものを蒸留してつくります。

✤──精油の特色

　ドライでウッディ、かつ温かくスパイシーな黒コショウの香り。

✤──精油の安全性

敏感肌を刺激する可能性があります。
過度に使用すると腎臓を刺激しすぎるので、腎臓障害のある方は避けましょう。

✤──主な成分（効能）

β-カリオフィレン……27.67%
　　抗炎症作用、抗アレルギー作用、消毒殺菌作用、弱い降圧作用

リモネン……18.43%
　　消化促進作用、鬱滞除去作用、抗感染作用、血流促進作用、殺菌作用、
　　抗ウイルス作用、免疫刺激作用、肝臓強壮作用、腎機能強化作用

β-ピネン……11.49%
　　抗感染作用、抗炎症作用、鬱滞除去作用、空気浄化作用

α-ピネン……10.29%
　　鬱滞除去作用、空気清浄作用、抗炎症作用、抗感染作用、消炎鎮痛作用、
　　免疫向上作用、抗菌作用、抗肥満作用

δ3-カレン……9.24%
　　鎮咳作用、減肥作用

ゲルマクレンD……2.51%
ミルセン……1.96%
その他

　ブラックペッパーの成分構成の特徴は、セスキテルペン炭化水素のβ-カリオフィレンです。
　全身を強壮し、代謝を高めてくれます。弱っているときには、身体機能を高め、ダイエット時、たるんだ心身を強壮するのにも最適です。
　β-カリオフィレンには、抗炎症効果も期待できるため、スポーツ疲労後の筋肉炎症に使われるのもわかります。
　胃腸の炎症にもよく、だらけた食生活の胃腸にも働きかけてくれるでしょう。
　ほか、モノテルペン炭化水素類も多く含むことから、鬱滞除去作用も得意です。滞った場所に届くと、老廃物を流してくれます。
　一説では芳香浴に用いると、嚥下（えんげ）をスムーズにしてくれるといったようなこともいわれています。

31　ブラックペッパー Black pepper

アロマテラピーの用途

✤——精神的アプローチ

　愛のスパイスであるブラックペッパーは、神経を強化する作用があり、たるんだ精神を温めて刺激し、心にスタミナを与えてくれます。

　人との関わりに無関心になったり、人間不信のときに、人とつながる温かさや、感謝や見返りがなくても、人に愛を注ぐ、尽くす喜びを教えてくれる香りです。

✤——身体的アプローチ

　免疫を強壮し、強い心身をつくる精油です。血行を促し、消化機能を整えて全身の活動力、代謝を高めます。発汗による全身の浄化や、レモン ユーカリとのブレンドオイルで、スポーツ後の筋肉痛にもよいです。セルライト、むくみ、肥満において、グレープフルーツやパイン ニードルとブレンドして代謝を上げダイエットを助けます。消化器トラブルにもよく、柑橘系を合わせて使用すると便秘、下痢両方に効果があります。呼吸器の強壮作用もあり、かぜ・インフルエンザなどにも効果を発揮します。体を温める作用がある一方で、ブラックペッパーの額への冷湿布は、高熱を下げる作用も期待できます。また、末端血流障害で起こるしもやけにも効果的です。

　フェイシャルには向いていません。

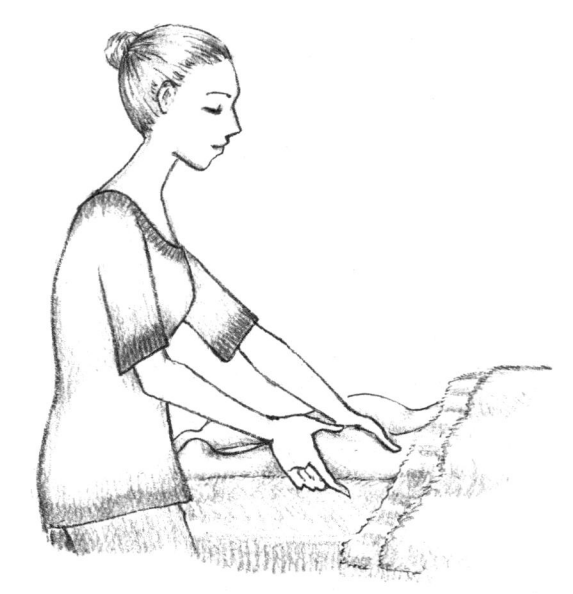

筋肉疲労へのトリートメント

精油の STORY

＊ブラックペッパーにピッタリなあなたはこんな人

辛口発言が多くても
嫌われない愛ある毒舌家

　料理の味を引き締めパンチを効かせてくれる調味料、コショウとしておなじみのブラックペッパー。

　バイタリティにあふれ、言いたいことをはっきりいう破天荒な男性のようなイメージを感じさせます。声が大きく、隠しごとをせずにいつも正々堂々と生きているようなキャラクターです。

　支柱がないと育たない植物のため、他の植物などに自ら巻きついていくパワーと人懐っこさをもっています。巻きつく植物と共生していけるのも、相手の命を削って生きるのではない、あくまでも一緒に二人三脚で生きていくブラックペッパーの愛を感じます。刺激の強い発言が多い毒舌家ですが、根っこには相手に対する愛があることが伝わるため、人から嫌われることのない憎めないキャラクターです。ラウドスピーカーでその発言は周囲に影響力があるため、少々取り扱い注意の存在ですが、隠し味として滴数を遠慮がちにブレンドすると、全体のバランスがとれます。
　ルールにとらわれず、自分がよいと思ったことをエネルギッシュに行動に移します。よいと思っても、頭が固く、なかなか動けない人にはぴったりです。かといって、自分だけが主役になるのではなく、人を立てることも得意なコミュニケーション上手。これがブレンドに適量を使うと、得もいわれぬ深みを生み出してくれるブラックペッパーの強みです。

　彼がやってくると一気に賑やかになり、場に活力を与えてくれます。身体に使うと血行をよくし、全身の活動力を高めたり、たるんだ気持ちに喝を入れてくれます。現状満足のまま前に進んでいこうとせず、ぬるま湯に浸ってしまっているときには、ブラックペッパーの刺激が重い腰を上げるのに役立ちます。そんな人を放っておくことができないブラックペッパーは、実は人一倍の寂しがり屋ともいえるでしょう。だからこそ人と関わり、その効果を発揮できるのです。ブラックペッパーに限らずアロマの相乗効果とは、誰かと一緒になることで本来の実力以上の力が発揮できるのです。

32 フランキンセンス
Frankincense

精油の基本情報

精油名	フランキンセンス（乳香・オリバナム）
学　名	*Boswellia sacra* Flückiger 1867 *(Boswellia carteri* Birdwood 1870; *Boswellia bhau-dajiana* Birdwood 1870); *Boswellia frereana* Birdwood 1870
科　名	カンラン科
原産地	ソマリア・エチオピア
抽出部位	**樹脂**
抽出方法	**水蒸気蒸留法**

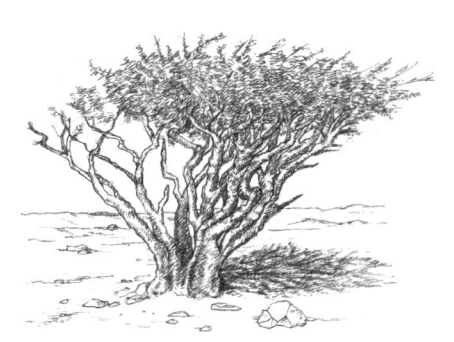

✤──植物としての特徴

　傷つけた樹木から出るミルクのような樹液が固まったものであるため「乳香」と呼ばれます。

　劣悪な環境で育つ植物は生きていくために必要な化学成分を所有することとなりますが、非常に暑く乾燥した地域に生育するフランキンセンスは、乾燥に打ち勝つために人間の乾燥肌や呼吸器によい成分を含み、心の渇きにも効果があります。特に厳しい環境のソマリア産が最高品質とされます。

　樹液は固まると黄色い透明感のある黄金のような美しい樹脂となります。実際に、古来は黄金より価値があるものとして扱われたといわれています。

✤──精油の特色

　爽やかで温かく、豊かで甘いバルサム調の洗練された透明感のある香り。

✤──精油の安全性

　極めて安全性の高い精油。

✣――主な成分（効能）

α-ピネン……45%
　鬱滞除去作用、空気清浄作用、抗炎症作用、抗感染作用、消炎鎮痛作用、免疫向上作用、抗菌作用、抗肥満作用

リモネン……17.58%
　消化促進作用、鬱滞除去作用、抗感染作用、血流促進作用、殺菌作用、抗ウイルス作用、免疫刺激作用、肝臓強壮作用、腎機能強化作用

α-ツエン……6.00%
　抗感染作用、抗炎症作用、鬱滞除去作用

ミルセン……5.00%
　空気浄化作用、殺菌作用

β-カリオフィレン……1.94%
その他

　フランキンセンスの特徴は、モノテルペン炭化水素の多さです。一説では、モノテルペン類は外敵から身を守るために植物が出しているともいわれています。
　空気浄化作用があり、空間にくゆらせるとたちまち神聖な空間になるのも、これらの成分の影響が大きく、呼吸も楽になります。
　空気が乾燥した土地で育ったからこそ、空気をきれいにクリーンに保つ成分を蓄えている、まさに地球が与えた成分をもっている植物です。
　フランキンセンスも成分構成によって香りがだいぶ変わりますが、リモネンが多く含まれると、受け入れやすい香りになります。

32 フランキンセンス Frankincense

アロマテラピーの用途

✢──精神的アプローチ

特定の自覚した理由がなく、蓄積された潜在意識の中のトラウマやネガティブな気持ちが、時折、悪さをして自分では理由がわからない不安やパニックに陥るとき、非日常のフランキンセンスの香りは、呼吸を落ち着かせ、心を慰めてくれます。古代から瞑想に使われてきたこともあり、直観力を高め、深いリラクゼーションをもたらします。また、樹液が固まった姿が涙に似ていることもユニークで、その香りは悲しみを癒す力もあるといわれます。

✢──身体的アプローチ

抗菌作用によって呼吸器の浄化に役立ちます。かぜ、喘息、気管支炎などあらゆる呼吸器トラブルに役立ちます。呼吸器のトラブルが精神的な緊張や、ストレスが要因の場合はなおさらよいです。緊張や不安で止まらない咳は、ユーカリよりもフランキンセンスです。目を閉じてゆっくりと深呼吸して吸い込むとよいでしょう。

泌尿器の消毒・殺菌、膀胱炎、性器の感染症にも有益です。マンダリンやネロリなどとブレンドして妊娠線予防にも使われます。

フェイシャルには大変人気です。クレオパトラも美肌キープのために用いたという噂のフランキンセンスのお手入れは、しわ・たるみ・老化肌に効果的です。

フェイシャル時、オイル塗布の前に、十分に深呼吸しながら鼻から吸い込んでいただくことで、身体的とのダブル効果が期待できます。

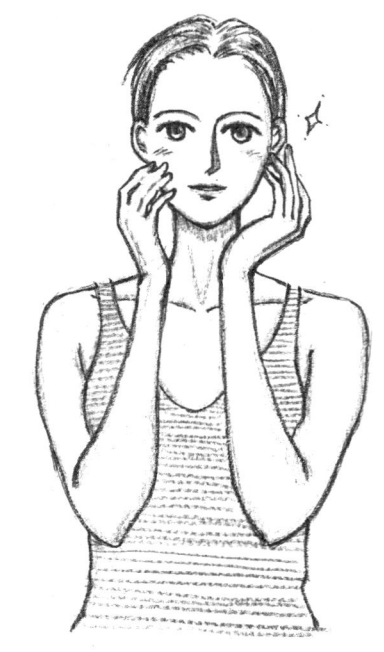

美肌のためのフェイシャルトリートメント

精油の STORY

＊フランキンセンスにピッタリなあなたはこんな人

過酷な環境で静かに癒しの香りを放つ聖女

　かつては黄金と同じ価値があったといわれるフランキンセンス。心を穏やかにしてくれる上品な香りをもち、美肌効果も高いことから女性に大変人気のあるアロマです。フランキンセンスを嫌いな人をあまり聞かないほどです。どうして私たちはこんなにもフランキンセンスの香りに魅了されるのでしょうか？

　フランキンセンスは砂漠に生育し、水分の少ない過酷な環境で、自らの傷を癒すための樹液から静かに聖なる香りを放っています。

　精油の高貴な香りには似つかわしくない、枯れたような姿とのギャップに誰もが驚くことでしょう。育つ環境が過酷なら過酷であるほど、放つ香りの美しさは増すそうです。その姿は、自らを犠牲にして人を癒す聖女のよう。花のような華やかさはなくとも、洗練された透明感あふれる香りで、自分の置かれた環境を受け入れ、強く静かに生きる姿に出会うと心を打たれます。

　与えられた環境を受け入れ、傷ついた経験も自分の中で宝石のように昇華させるような強さとたおやかさをもち、着飾ることがなくても美しい女性。彼女を前にすると、日常のちょっとした不満や愚痴など口にすることもできなくなり、自分の悩みはちっぽけなことと思えるようになります。

　自分の内面と向き合い、自分自身を見つめ直したいとき、フランキンセンスの香りが内なる世界へと案内してくれます。

　傷を治す樹液が琥珀のような樹脂となり美しい香りを放つように、心の傷やおりを浄化し、黄金のように価値ある「経験」と思えるように導いてくれる、精神性の高いアロマです。どんなに傷ついた経験や辛いことがあっても乗り越えた後は、人生の宝物となることを教えてくれる香りでもあります。

フランキンセンス

ベチバー
Vetiver

精油の基本情報

精油名	ベチバー
学　名	*Chrysopogon zizanioides* (L.) Roberty 1960
科　名	イネ科
原産地	インド・タヒチ・ハイチ・インドネシア・エルサルバドル・中国
抽出部位	根
抽出方法	水蒸気蒸留法

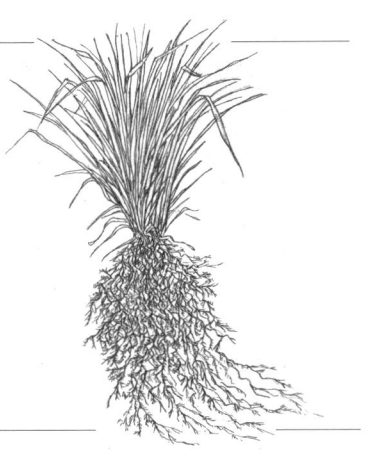

✤──植物としての特徴

　ベチバーは群生する背の高い多年草で、根に芳香があります。まっすぐな茎と細長い葉はススキに似ていますが、レモングラスをはじめとするイネ科の植物と違うのは、根が1m以上に発達し、地中に深く伸びています。

　原料となる根が古いほど品質のよい精油がとれるといわれ、収穫後はきれいに土をとり、根を乾燥させ、洗いふやかしてから、水蒸気蒸留で長時間かけて抽出します。

　精油も寝かせるほど香り高く、品質が高まるとされています。

✤──精油の特色

　香りはアーシー（土を思わせる）で、スモーキーで深く、濃く、香りの奥底には、たばこのヤニの香りと甘いフルーティさも感じます。

✤──精油の安全性

　安全性は極めて高い精油ですが、妊娠中は使えません。
　また、高濃度の使用は禁止です。

♣──主な成分（効能）

イソバレンセノール……12.80%
　　鎮痛作用、強壮刺激作用

クシモール……9.38%
　　鎮痛作用、強壮刺激作用
　　※イソバレンセノールとクシモールはベチバー特有のセスキテルペンアルコールの
　　　ベチベロールに分類されます。

$α$-ベチボン……4.58%
$β$-ベチボン……3.39%
ベチベレン……2.45%
　　消毒作用、殺菌作用

　ベチバーの成分構成の特徴は、ベチバー特有のセスキテルペン類で多く構成されているため、香りもヘビーで、粘性が高く、ベースノートに属します。
　名前のベチベロール、ベチベレン、ベチボンなど、いかにもベチバーの成分といった感じです。
　一番の特徴の、セスキテルペンアルコールのベチベロールは、深い静寂と鎮静をもたらし、典型的なグラウンディング効果を発揮します。
　地下に根を深く伸ばすベチバーのイメージ通り、香りも奥底にエネルギーを感じます。
　身体を強壮する作用もあるので、交感神経で頭ばっかりが働きすぎて、体の機能が弱っているときには、ベチバーの力を借りましょう。
　鎮静して強壮するといった特徴をもつので、静かにして、エネルギーを蓄え、明日への活動へつなげるような香りです。充電不足になっているときに使いましょう。
　保留剤にもなる精油です。

33 ベチバー Vetiver

アロマテラピーの用途

✤──精神的アプローチ

　鎮静作用が強く、深いリラックスをもたらします。天然のトランキライザー（精神安定剤）ともいわれ、深刻な鬱状態や、精神安定剤を断ち切るときにも役立ちます。深い根からとれる香りなので、足元がぐらぐら安定しない人に、大地にしっかりと足をつけるグラウンディング作用があり、すぐに周囲に振り回されてしまう繊細な神経の持ち主に有効です。香りの苦手な人も薄い濃度で使用したり、グレープフルーツにほんの少しだけブレンドして使用すると、より受け入れやすくなります。

✤──身体的アプローチ

　根からとれる精油で、末端や、腹部の血流をよくします。

　冷えが誘発するさまざまな症状（筋肉痛、関節炎、リウマチ、肩こり、腰痛、生殖器トラブルなど）に有効です。特にお腹が冷えていると、すべてのトラブルにつながりやすいため、へそ周りを温めたブレンドオイルで、ゆっくりと温めるとよいでしょう。

　それだけでは香りが受け入れにくいため、同じイネ科のレモングラスや、柑橘系、フローラル系などに、隠し味程度にブレンドするとよいでしょう。

　フェイシャルには向いていません。

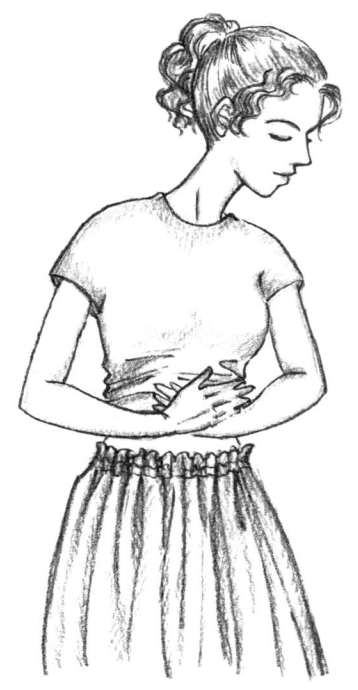

お臍まわりをやさしくトリートメント

精油の STORY

* ベチバーにピッタリなあなたはこんな人

大地とともに生きる寡黙な男性

　地中に根を張る力が強いイネ科の植物の中でも、乾いた大地に根を1m以上も深く伸ばすベチバーのパワーは別格です。

　自分が生きる場所をここと決め、何があっても動かず一人で自給自足をして暮らしているような、意思が強く寡黙な男性を思わせます。時間を経て熟成するほど香りの品質が高まるといわれることから、やや年配の男性のイメージかもしれません。
　よけいなことをいわず、誰も見ていなくても、やるべきことを黙々とやり、生活スタイルを決して崩さない、よい意味での頑固さをもっています。

　口数が少ない分、相手の思いを感じとる力が強く、その気持ちを受け入れ寄り添ってくれる懐の深さがあります。自ら話しかけてくるような社交性はありませんが、頼ってくる人がいれば受け入れてくれ、話をしたくないときはただ黙って一緒にいてくれます。

　どこか懐かしく、土を思わせるスモーキーな香りは、深い鎮静とリラックスをもたらし、静かに相手を癒し、日常を生き抜くための力を授けてくれます。

　干ばつがこようと台風がこようと、根を深く張っているベチバーは耐えぬきます。その根性にあふれた根から抽出される香りはグラウンディングの神様ともいわれ、地に足をつけさせ、精油界のトランキライザー（精神安定剤）ともいわれています。

　頭の活動ばかりが過多になったとき、しっかりと足元を見つめ、頭だけではなく心、体、魂を使って感じることを想い出し、大地から上ってくる自然のエネルギーを感じとることができるようになる香りです。

　香りの保留材としても効果が高く、シャネルの5番など華やかな香りのベースとしても使用されています。目立つことは好みませんが、頼られると見えないところで支えてくれる周囲からの信頼の厚い人格者といえるでしょう。

34 ペパーミント
Peppermint

精油の基本情報

精油名	ペパーミント
学　名	*Mentha* × *piperita* L. 1753
科　名	シソ科
原産地	アメリカ・インド
抽出部位	葉
抽出方法	水蒸気蒸留法

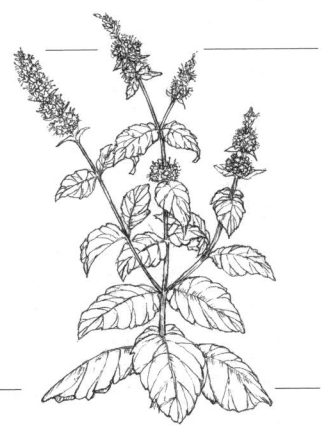

✤──植物としての特徴

スペアミントとウォーターミントの交雑種。繁殖力旺盛で、育てやすいハーブです。

日当たりのよい場所、またはやや日陰の場所を好み、枯れたように思えても翌年には芽を出す生命力をもちます。

葉は柔らかく、軽くこするだけで、清涼感あふれる香りが立ちます。夏に花が咲くと香りは弱まります。

✤──精油の特色

清涼感あふれるクリアな香り。柑橘系の甘さとは異なる清涼感あふれる甘さを奥にもっています。

✤──精油の安全性

眼の粘膜や敏感な肌を刺激してしまうことがあり、注意が必要です。高血圧の人、妊娠中は避けるべき精油です。

浴槽にペパーミントを入れると、入っているときはよいのですが、出た後はしばらく体が寒くてぶるぶる震えてしまうことがあるので、お風呂に使用する際は注意しましょう。

✤──主な成分（効能）

メントール……40.17%
　　抗感染作用、免疫向上作用、強壮作用、鎮痛麻酔作用、冷却作用、
　　血管収縮作用、筋肉弛緩作用、血行促進作用、抗ウイルス作用、抗菌作用、
　　抗真菌作用、冷却後温感作用、鎮痙作用

メントン……24.43%
　　粘液溶解作用、脂肪溶解作用、瘢痕形成作用、肝臓強壮作用、
　　胆汁分泌促進作用、抗ウイルス作用、抗真菌作用、去痰作用、
　　分娩促進作用（ケトン類が多い場合）

1,8-シネオール……4.71%
リモネン……4.01%
イソメントン……2.89%
その他

　ペパーミントは、だいたいメントールとメントンの割合が２：１くらいで入っているのが平均です。インド産はメントンの含有率が高くなり、香りがデザートミントのように甘くなります。アメリカ産はメントールの含有率が高くなり、香りがよりすっきりします。目覚ましや鎮痛に使うのであれば、アメリカ産が向いています。
　私も個人的に実験したのですが、歯が痛くなり、歯医者さんに行くまで薬をのみたくなかったので、邪道ですが、ペパーミントを薄めて、頬や、綿棒につけて、痛い患部に少量つけました（真似をしないでください）。
　インド産ペパーミントは、気持ちはよく少し落ち着きましたが、痛みに対しての効果は、その後につけたアメリカ産のほうが断然強かったです。
　爽快なメントールの作用により、短期的ではありますが、神経麻酔をされたかのように痛みが楽になりました。
　よく効能を知って、上手にインド産、アメリカ産とつきあいたいですね。
　ペパーミントの仲間である薄荷（*Mentha avensis*）はメントールの含有率がかなり高くなり、香りもさらにすっきりとします。

34 ペパーミント Peppermint

アロマテラピーの用途

♣——精神的アプローチ

　精神疲労や眠気をぬぐい去ります。ぼーっと集中力がなくなったとき、一瞬で頭をすっきりさせ、気分をリフレッシュしてくれます。
　イライラやヒステリーにも有効で、自分の中にある不要な感情を切り離すサポートをする精油です。
　邪道ですが、薄めたブレンドジェルやオイルを額や耳に塗布すると、5秒後に、とてつもない爽快感がおとずれます。

♣——身体的アプローチ

　気分が悪いとき、むかむかしているときに、すっきりさせてくれます。胃腸系の不調や吐き気、乗り物酔い、二日酔い、時差ぼけ（ジェットラグ）、花粉症、鼻詰まりなどに有効です。麻酔作用があるため、頭痛、神経痛、筋肉痛などの痛みにも効果的。
　冷却作用があるため、額への冷湿布や、足浴により身体のほてりや発熱時に有効です。
　足のむくみとりや、静脈瘤へのブレンドオイル塗布もよいです。オイルよりも水溶性のジェルなどにブレンドして塗布すると、足がぱんぱんにむくんだときには清涼感をもたらします。飛行機の中での足のむくみにおすすめです。
　フェイシャルには使用しない精油です。

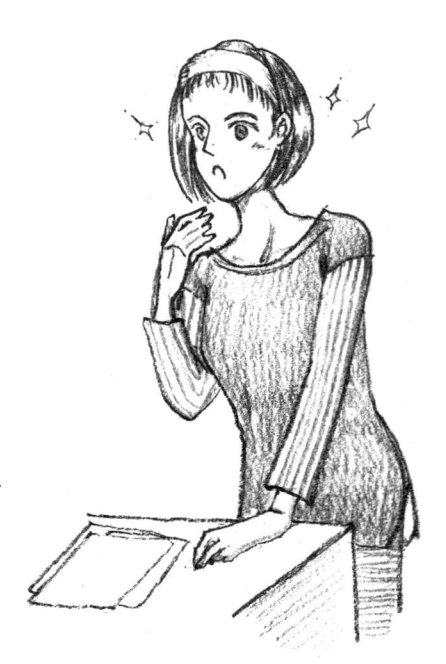

ペパーミントで目覚め、すっきりリフレッシュ

精油のSTORY

＊ペパーミントにピッタリなあなたはこんな人

やさしい母と強い父をもつ無邪気で無垢な子ども

　スペアミントとウォーターミントを交配して生まれたペパーミント。やさしいお母さんと強いお父さんの間に生まれ、元気にすくすくと成長する無邪気な子どものようなイメージです。ハーブとしても大変育てやすく、1株手に入れれば地下茎を伸ばしてどんどん繁殖していきます。

　好奇心の赴くままに、自由にのびのび動き回る子どもを見ていると、理屈抜きで笑顔になってしまうものです。子どもは大人の複雑な悩みとは無縁ですが、だからこそ私たちはその無垢な姿に癒されます。ちょっとした悩みなら、小さな子どもと接するだけで吹き飛んでしまうこともあります。ペパーミントの香りにも、そんな子どものようなパワーがあります。爽やかなすーっとした中に、奥に甘さがあるその香りを嗅ぐとすっきりとリフレッシュでき、子どもが遊ぶ姿を見るような穏やかな気持ちがもたらされます。

　気分転換に有用なだけでなく、眠気を吹き飛ばしたり、頭痛や肩こりなどを取り除いたりと、何かと便利な精油です。冷やすべきところは冷やし、温めるべきは温めるという体温の調節作用もあります。

　メントールのもつ独特の爽快感は、オーバーヒートしすぎた気持ちのクールダウンもしてくれます。考えることがいっぱいで、脳の許容範囲を越え、頭痛が止まらなくなったときにも、さあーっと脳内にスペースを設けるのもペパーミントの得意技です。花言葉の「永遠の爽快」にふさわしい香りです。混み合っているところをたちまち爽快にするので、それが足であれば、むくみも解決してくれるでしょう。

　生き物が本来もっている生命力を、ピュアなパワーで存分に高めてくれる、そんな無邪気なペパーミント。誰からも愛されるからこそ、私たちにも惜しみなく愛を分けてくれるのかもしれません。

35 ヘリクリサム
Helichrysum

精油の基本情報

精油名	ヘリクリサム（イモーテル、エバーラスティング）
学 名	*Helichrysum italicum* (Roth) G. Don 1830
科 名	キク科
原産地	イタリア・フランス
抽出部位	花の咲いた先端部分
抽出方法	水蒸気蒸留法

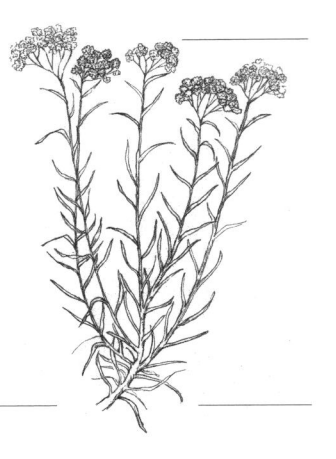

✤──植物としての特徴

　この植物にはたくさんの名前がついています。イモーテル、ヘリクリサム、エバーラスティング、カレープラントともいわれています。

　カレープラントという名前は、生の植物は葉や茎からカレーの匂いが風に乗って漂うため、つけられました。葉と茎は銀色がかった灰色で、茎は産毛に覆われています。夏に黄色いかわいらしい花を咲かせます。

　エバーラスティングは永久に続くという意味で、和名でも「永久花」といわれます。花を乾燥させドライフラワーになっても鮮やかな黄色が褪せないため、この名前がつきました。花言葉に「黄金の輝き」という意味もあります。

　イモーテルは「不死」という意味で、エバーラスティングと由来は同じです。

　Helichrysum（ヘリクリサム）はギリシア語の helios（太陽）と chrysos（黄金）に、italicum は「イタリアからきた」に由来します。

✤──精油の特色

　ウッディ調で甘味があり、ややスパイシーで、くせが強い香り。

✤──精油の安全性

　強い香りのため高濃度の使用には注意が必要です。また、妊娠中は使用できません。

　ホルモン系の働きを規則的にするので妊娠中には向きません。

✤──主な成分（効能）

酢酸ネリル……36.63%
　　抗炎症作用、鎮静作用、鎮痛作用、抗痙攣作用、胆汁分泌促進作用

リモネン……15.24%
　　消化促進作用、鬱滞除去作用、抗感染作用、血流促進作用、殺菌作用、
　　抗ウイルス作用、免疫刺激作用、肝臓強壮作用、腎機能強化作用

γ-クルクメン……8.83%
　　抗炎症作用

プロピオン酸ネリル……5.12%
α-ピネン……2.71%
ARクルクメン……2.40%
イタリセン……2.17%
リナロール……2.04%
アンジェルカ酸-2-メチルブチル……0.59%
その他

　ヘリクリサムの特徴成分は、特殊なエステルの酢酸ネリルを高い比率で含有します。
　酢酸ネリルは、抗炎症作用が期待できる成分です。
　実体験でも、けがや打撲をしたときに、ヘリクリサムを用いると、治りの早さに驚かされます。打撲後に特徴的な色素の沈着などにもよいです。
　キク科の植物には、治癒、癒しの効果をもつ成分が多いようです。
　ヘリクリサムは、精油だけではなく、レアですが、芳香蒸留水にも同様の効果が期待できます。
　また、ヘリクリサムは、体についた傷だけではなく、心についた傷をも癒してくれるでしょう。

35 ヘリクリサム Helichrysum

アロマテラピーの用途

✤ ── 精神的アプローチ

　強力な癒しの力があり、ショック、不安、抑鬱症、神経疲労などを助けてくれます。長年ため込んできた嫌悪やネガティブな感情を解き放ってくれる香りです。

　精神的ストレスが関係する円形脱毛症などには、マンダリンなどとブレンドしたヘアスプレーがよいでしょう。

✤ ── 身体的アプローチ

　抗炎症効果が強く、打撲、捻挫、内出血、血腫、静脈瘤などに効果があります。できるだけその症状が起きてすぐにアルニカオイルなどにブレンドして塗布すると、効果は早まります。免疫の活性化、免疫低下による細菌などの感染にも有効です。呼吸器系の炎症を鎮めるのも得意ですので、かぜ、のどの痛みにも有効です。

　エイジングケアとしても注目されているため、老化肌のフェイシャルによいですが、香りが個性的ですので、ラベンダーやネロリとブレンドして使用するとよいでしょう。また、局所的に使用することで、にきび、皮膚の炎症、水虫などに使用することがあります。

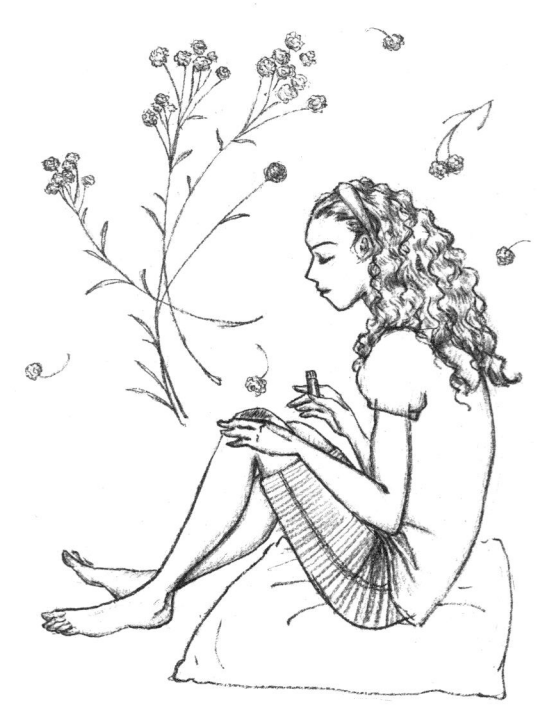

打撲、痣部位へのブレンドオイル塗布

精油の STORY

＊ヘリクリサムにピッタリなあなたはこんな人

永遠の若さを与えてくれるベテラン魔女

「不滅の愛」「黄金の輝き」という花言葉をもつヘリクリサムは、ナポレオンの故郷で有名なコルシカ島の小さな宝であり、黄色いかわいらしい花が地中海のまぶしい太陽に照らされて金色にキラキラ輝く姿から名づけられました。

また、「永遠に続く」という意味の「エバーラスティング」とも呼ばれる通り、ドライフラワーになってもその黄色い花が色褪せないことが大きな特徴です。ヨーロッパでは観賞用のハーブとしてガーデニングに取り入れられ、ドライフラワーはインテリアとして多用されています。

乾いても色褪せないことからもわかるように、非常に乾燥に強く、傷を治し、肌をよい状態に戻してくれます。

その力は、永遠の若さを保つ魔女をイメージさせます。魔女は、私たちを魔法の香りでたちまち若返らせてくれます。その若返り効果は外見だけでなく、心の不安やショックを鎮め、穏やかにする魔法をかけてくれます。

心や身体の傷をやさしく癒してよい状態に戻し、永遠の若さや幸せが継続するよう応援してくれます。植物そのものの姿に華やかさはありませんが、その美しさと魔力は本物。

精油も瓶から嗅いで、思わず「いい香り」と言えるほどの香りではありませんが、効果を求めるのであれば頼りになる精油です。即効性があり、内出血や傷に使用すると特にその実力が実感できるでしょう。精油だけではなく、芳香蒸留水の効果も抜群です。香りが苦手な場合は、ラベンダーやマンダリンとのブレンドがおすすめです。

鎮静効果も高く、長年抱えてきた怒りや嫌悪の感情を解放させ、心の平安を取り戻させてくれます。困ったときには、心身両面のバランスをとり、新しい自分へと静かに蘇らせてくれる力を、この懐の深い魔女からそっと貸してもらいましょう。

36 ベルガモット
Bergamot

精油の基本情報

精油名	ベルガモット
学　名	*Citrus × bergamia* (Risso) Risso & Poit. 1818
科　名	ミカン科
原産地	イタリア
抽出部位	果皮
抽出方法	圧搾法

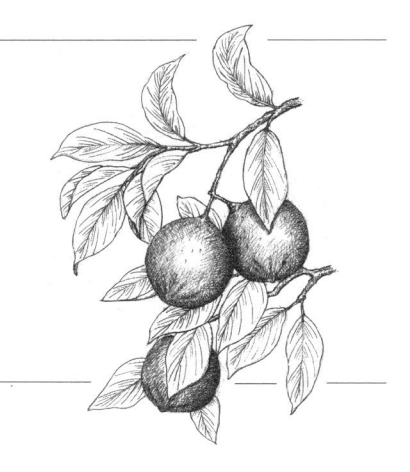

✤──植物としての特徴

　特別な気候と土壌でのみ生長するベルガモットは、樹高は2.7m以上になり、長い緑の葉と美しい白い品のある花を咲かせ、果実の形は西洋ナシのような形をしています。他の柑橘と同じように、果皮の油胞に精油を含みます。苦みが強く人間の食用には適しません。柑橘類の精油の中では最もデリケートです。

✤──精油の特色

　爽やかで甘くフルーティな中に、ビターテイストと青臭さが隠れた香り。
　光毒性分を抜いたベルガモットFCF[※]と、光毒性分を抜いていないベルガモット ピュアは明らかに香りが異なります。「香り」という面からだけで考えると、まるで今採ったばかりのような、もぎたてフレッシュな種の匂いすら感じられるベルガモット ピュアは、心をわしづかみにされる最高の香りです。

✤──精油の安全性

敏感肌を刺激する可能性があります。
光毒性に注意。FCF[※]と表示されたものは、光毒性がありません。

　※FCF：フロクマリンフリーの略。ベルガモットの中に含まれる光毒性を起こす可能性のある成分フロクマリン（ベルガプテン）を除去したものをいいます。

✤──主な成分（効能）

酢酸リナリル……30.11％
　　神経バランス回復作用、抗炎症作用、鎮痛作用、抗菌作用、抗真菌作用、
　　抗ウイルス作用、血圧降下作用

リモネン……38.42％
　　消化促進作用、鬱滞除去作用、抗感染作用、血流促進作用、殺菌作用、
　　抗ウイルス作用、免疫刺激作用、肝臓強壮作用、腎機能強化作用

リナロール……10.29％
　　鎮静作用、交感神経の興奮を鎮める作用、血流増加作用、抗鬱作用、
　　中枢神経抑制作用、抗菌・抗真菌作用、抗炎症作用、弱い局所麻酔作用

γ-テルピネン……7.76％
　　鬱滞除去作用、静脈強壮作用

β-ピネン……6.42％
その他

　ベルガモットは、ほかの柑橘類の精油とは違い、独特の香りをもっています。瓶から香りを嗅ぐと、まずリモネンのフレッシュさや、ピネンやテルピネンのビターテイストを感じます。
　長く嗅いでいると、エステル類に属する酢酸リナリルの香りが出てきて、落ち着きとリラックス、特別感をもたらせてくれます。
　香水や空間でブレンドすると、このエステルの甘みが目立ちます。
　酢酸リナリルを30％も含む柑橘類は、ベルガモットならではの特徴です。
　リモネンのフレッシュさだけではなく、心に鎮静をもたらすため、さまざまな自律神経系のトラブルにも応用されます。
　ストレスからくる胃腸の症状に使われたり、眠れないときにティッシュに垂らして活用したり、エステルによる鎮静効果が期待できます。

36 ベルガモット Bergamot

アロマテラピーの用途

✤──精神的アプローチ

　ベルガモットの香りは、リラックスはもちろんですが、ただのリラックスというより、そこに「プチ贅沢感」をプラスしてくれます。気分を高めながら気持ちを落ち着かせてくれる、心に特別な休息をもたらしてくれます。

　結婚して子どもを産み、家庭に入っても、「自分の時間」がないと、バランスを崩してしまう方には必要な香りです。

　ラベンダーで眠れない方に、同じエステルが多いベルガモットをおすすめする場合があります。非日常の特別感を思わせる香りは、ほっとひと息つきたい気持ちを裏切りません。

✤──身体的アプローチ

　エステルが多いため自律神経回復作用があり、精神ストレスによるさまざまな身体症状に有効です。特にストレスによる胃腸の不調におすすめです。

　ストレスで胃腸をやられると、腹部の深部の筋肉やみぞおち部分、横隔膜ラインが固くなりますが、ベルガモットはお腹のトリートメントにおすすめです。

　拒食症、過食症など心因的な食に関する病気にもよいです。

　泌尿器の消毒も期待できるので、膀胱炎時、腰浴にもよいでしょう。

　敏感肌を刺激するのと光毒性があるため、フェイシャルには向きませんが、小麦胚芽オイルなどに合わせて、脂性肌、ストレス性のにきびなどに使用することはあります。

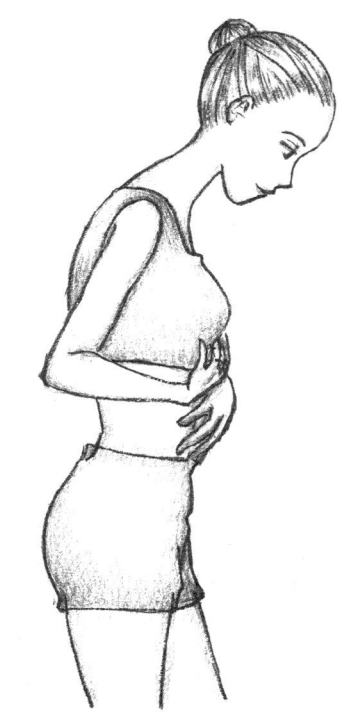

腹部へやさしくトリートメント

精油の STORY

＊ベルガモットにピッタリなあなたはこんな人

多くを求めず 自分の世界で輝く女性

　イタリアのベルガモ地方が原産地で、今でも特別な土壌のみで生育するベルガモット。苦くて食用にはなりませんが、その気品ある香りはアールグレーの香りづけに使われるなど、多くの人に親しまれています。

　他の柑橘系に比べると、親しみやすさよりは上品さと特別感があり、日本人にとっては非日常を感じさせてくれる希少なものです。そんなベルガモットは、自分が自分らしく生きることを大切にしている自立した女性を思わせます。上昇志向をもって都会に出ていくのではなく、生まれ育った環境の中で日々を心豊かに暮らし、むしろ、都会に住む人から憧れられる洗練された生活をしています。

　人との交流に重きを置きすぎず、自分のペースを崩さない強さをもち、一人の時間を静かに楽しんでいます。かといって人と接することが苦手なわけではなく、誰とでも上手に付き合うことができ、交流の場に品のよさや知的な雰囲気をもたらします。どんな精油とも相性がよく、ブレンドに使いやすい香りです。

　柑橘系精油の中では珍しくエステルを多く含み、緊張感を解きすぎない、ほどよいリラックスをもたらしてくれます。ラベンダーではあまりよく眠れなかった人もベルガモットを試してみる価値があります。
　洗練された自分になりたくて、あれこれ動き回って空回りしてしまっている人に、一人の時間を充実させ自分を磨くことに目を向けさせてくれる香りです。一人反省会の時間もベルガモットならおしゃれに演出してくれるはずです。アールグレイを飲むひとときは、バタバタしていてはティータイムが台無しです。ゆったりと時間が流れる中で、自分を見つめ、自分を高める演出に欠かせない香りです。

　特に毎日忙しくしている方は、何もしない時間に、特定の理由もなく、不安に感じる人がいますが、動きがない時間は充電の時間です。充電をしないと、動き続けていくことはできません。次の動きにつながる大切な時間をベルガモットがつくってくれるでしょう。

37 ベンゾイン
Benzoin

精油の基本情報

精油名	ベンゾイン
学　名	*Styrax benzoin* Dryand. 1787; *Styrax tonkinensis* (Pierre) Craib ex Hartwich 1913; *Styrax benzoides* Craib 1912
科　名	エゴノキ科
原産地	タイ・インドネシア・ベトナム・ラオス
抽出部位	樹脂
抽出方法	溶剤抽出法

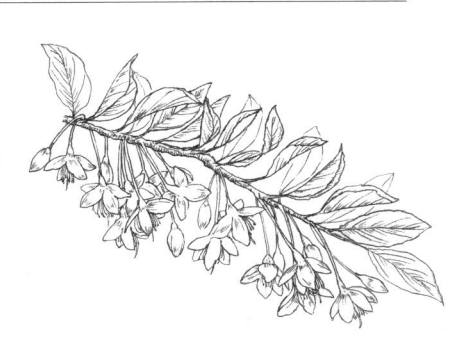

✤──植物としての特徴

ベンゾインは20mほどに生長する熱帯の樹木です。イメージが結びつきにくいですが、南国の植物です。白い花を一斉に咲かせると、枝一面が白くなります。花はおもしろいことに、必ず下を向いて咲きます。ベンゾインの樹皮は非常に柔らかです。

幹を傷つけると黄色の樹液と白色の樹脂が徐々に分泌され、この樹脂から香りがとれます。

樹脂を採取し乾燥させたものの表面は黄から赤褐色で、加熱するとすぐに軟らかくなります。

傷から樹脂ができることから、心の傷やひび割れた肌によいとされます。

✤──精油の特色

カルーアミルク（ブラウンカウ）を思わせるバニラのような甘い香り。

バニラの精油には苦みがありますが、ベンゾインのほうが香りに甘みが強い。

✤──精油の安全性

刺激性は少ないですが、まれに敏感肌を刺激する場合があるので注意が必要です。

✤──主な成分（効能）

ジプロピレングリコールで 50%濃度に希釈。

安息香酸……32.51%
　　抗炎症作用、抗菌作用、抗真菌作用、鎮痙作用、多幸感作用、
　　抗鬱作用、去痰作用

安息香酸ベンジル……8.77%
　　鎮痙攣作用、神経バランス回復作用、鎮静作用、鎮痛作用、抗炎症作用

バニリン……0.86%
　　抗ウイルス作用、駆虫作用、免疫刺激作用、発酵抑制作用、抗炎症作用、抗菌作用、
　　抗真菌作用、鎮痙作用、多幸感作用、抗鬱作用、胆汁分泌促進作用、駆風作用、
　　食欲増進作用、抗寄生虫作用

その他

　ベンゾインは、100%ナチュラルでは、赤みを帯びた筋が走ったもろい灰茶色の塊であるため、アルコールや酢酸ベンジルなどで薄められていることが多いです。
　甘い香りは、嗅いでいるだけで、幸せな気持ちになります。これは安息香酸やバニリンのもつ多幸感作用からくるものです。おいしいものを食べたときの幸せな感情と似ています。誰かに大切にされているという安心感にも似た感情を起こします。
　エステル類に属する安息香酸ベンジルの鎮静作用も期待でき、自律神経バランス回復や、ストレスで早く、浅くなりがちな呼吸をスローダウンさせてくれます。
　ベンゾインの和名である「安息香」は"安らかな息（呼吸）になる香り"という名前も、成分構成から納得です。
　バニラ様の香りを放つのは、アルデヒド類のバニリンの特徴ですが、香りになると独特の苦みももちます。
　バニラのアブソリュートにはバニリンがベンゾインより多く含むため、バニラよりベンゾインのほうが甘みが強くなります。

37 ベンゾイン Cedar, Atlas

アロマテラピーの用途

♣──精神的アプローチ

　安息香という名前からもわかるように、甘いバニラの香りは呼吸をスローダウンし、落ち着かせてくれる香り。ストレスで浅くなった呼吸を深くしてくれます。ラベンダー、ユーカリ、ベンゾインのブレンドはおすすめです。心を穏やかにし、緊張した神経を鎮めてくれます。吸入や芳香浴、みぞおちへのトリートメントで、呼吸に働きかけるとよいです。ストレスによる暴飲暴食を防ぐ効果もあります。甘いものが止められないときなどにもよいです。何でも自分で頑張ってしまう人、弱音を吐けない人にも、たまには人に頼り、甘えられるようになるのを助けてくれるはずです。

♣──身体的アプローチ

　ストレスに関係する呼吸器系疾患、喘息、気管支炎、のどの痛みによいです。かぜでもないのに、咳だけが止まらない場合は、デコルテ、二の腕、肩甲骨やみぞおちへのトリートメントが有効です。泌尿器系の消毒、関節炎の炎症にも効果的です。身体が弱っているときに身体を強化してくれますので、ストレスで弱った免疫を刺激してくれるでしょう。香りを最も感じやすいデコルテのトリートメントがよいです。

　フェイシャルには使用しませんが、かかとや膝、肘など固くなった肌を柔軟にし、傷ついた肌を癒します。ハンドクリームにして、炎症、かゆみ、しもやけなどにも使えます。ベンゾインのハンドマッサージや手浴は至福のリラクゼーションをもたらします。

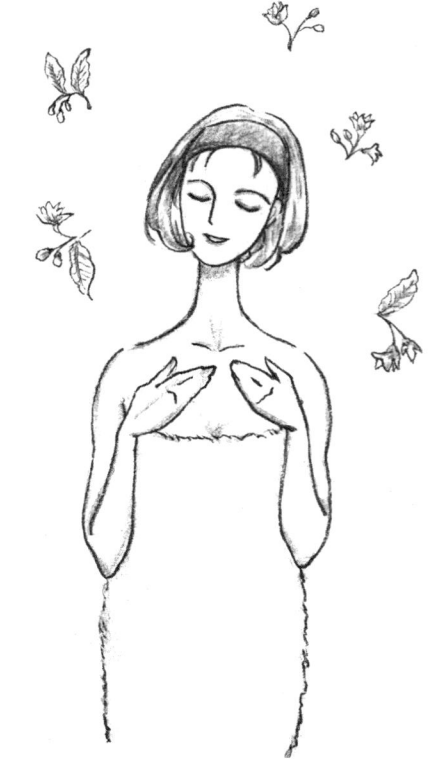

デコルテへのトリートメントで呼吸がスローダウン

精油の STORY

＊ベンゾインにピッタリなあなたはこんな人

とことん甘えさせてくれる愛にあふれた女性

　樹脂からとれるベンゾインは、バニラに似た甘くやさしい香りが特徴です。
　赤ちゃんは生まれる前に全身を包んでいた「羊水」の匂いに安心を感じるそうですが、ベンゾインやバニラに含まれる「バニリン」にも同じ反応を示すそうです。バニラアイスクリームを食べるとつい笑顔になってしまいますが、愛され庇護される存在であったことを本能で思い出させ、ハッピーにしてくれる香りなのかもしれません。

　幸せな気持ちになりたいとき、ほっとしたいときにピッタリなベンゾインですが、実は「一人で頑張りすぎてしまう人」におすすめな香りでもあります。ベンゾインの甘い香りは、真面目で責任感が強く、ついつい自分一人で頑張ってしまう人に「ときには甘えてもいいんだよ」と肩の力を抜くことを教えてくれます。特に下に弟や妹がいて「お兄さん」「お姉さん」としてしっかりすることを求められ、甘えたい気持ちに自ら蓋をしてきた人に、このタイプが多いような気がします。そんな頑張り屋さんを、ベンゾインはやさしく甘えさせてくれます。しかし、ただ甘やかして子どもに戻らせてくれるのではありません。

　人は自分一人だけで考えていると、いつしか視野が狭くなり、自分の枠から出られなくなったり、発想が小さくまとまってしまうことがあります。そんなとき、上手に周囲の人の助けを借り、リラックスした状態でアイデアを出し合ったほうが、よい結果につながることも多いものです。意外と知られていませんが、実は南国で育つベンゾインの香りで少しだけ自分を緩めて、人に相談したり意見を聞いたりすることで、世界が少しずつ広がっていきます。ストレスで浅くなった呼吸が、この香りでゆっくりと深い呼吸に変わり、全身一つひとつの細胞に酸素が届けられ、生き返るような感覚を覚えるはずです。

　周囲の人と支え合う喜びと、人に心を開くことでワンランク上の自分に成長できることをやさしく温かく教えてくれる、そんな愛に満ちあふれたアロマです。

38 ホーウッド
Ho wood

精油の基本情報

精油名	ホーウッド
学　名	*Cinnamomum camphora* (L.) J.S. Presl 1825
科　名	クスノキ科
原産地	日本・中国・台湾・マダガスカル
抽出部位	木部
抽出方法	水蒸気蒸留法

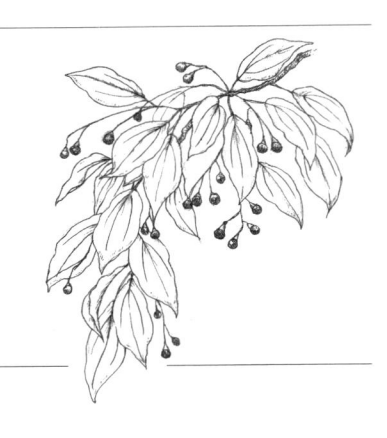

✤──植物としての特徴

　樟(くすのき)の亜種であるホーウッドは、和名では芳樟(ほうしょう)の木と呼ばれます。植物の特性も樟と似ていますが、樟より葉が小さく波打ち、花や実も小さいのが特徴です。葉をつける密度が非常に高いため、騒音軽減のために街路樹として活用されることも多い植物です。

　樟からは「カンファー」という精油がとれます。カンフル剤のカンファーで、ローズマリー カンファーのカンファーですから非常に強い精油です。ホーウッドはカンファーの含有率が低く、ローズウッドと同じリナロールが豊富に含まれています。

　昔は樟のカンファーに、ホーウッドが紛れ込むと迷惑がられたそうですが、今やホーウッドはスター街道を走り出しています。

✤──精油の特色

　ウッディに控えめなフローラルが入ったような甘い香り。
　ローズウッドは西洋的な香りがしますが、ホーウッドは和風の落ち着いた甘さがあります。

✤──精油の安全性

　安全性の高い精油ですが、わずかにカンファーを含む可能性があるので、妊娠中の女性やてんかん患者には念のため使用しません。

♣──主な成分（効能）

リナロール……97.0％
　　鎮静作用、交感神経の興奮を鎮める作用、血流増加作用、抗鬱作用、
　　中枢神経抑制作用、抗菌・抗真菌作用、抗炎症作用、弱い局所麻酔作用

リナロールオキサイド……1.14％
その他

　絶滅危惧種であるローズウッドのピンチヒッターとして登場したのがホーウッドや、同じ植物の葉から抽出されるホーリーフです。ここではホーウッドを紹介します。
　ローズウッドと、成分構成を比較すると、圧倒的にホーウッドのほうがリナロールの含有率が高いです。ローズウッドのリナロールの含有率は70〜80％でしたが、ホーウッドは、97％というはるかに高い数字を示します。
　香りが似ているといわれますが、よくよく嗅ぐと、香りの印象は違います。
　ホーウッドは、ほぼイコールリナロールの香りです。リナロール独特のやさしい甘さがあります。
　ローズウッドのほうが、ウッディ フローラルという香調にふさわしく、西洋的でおしゃれで、少し背筋が伸びるような、リラックス感をもたらします。
　ローズウッドは西洋の香りでよその国の香りといった感じがしますが、アジアに生息するホーウッドのほうが、私たち日本人にとっては身近に感じやすい香りかもしれません。
　リナロールのもつ抗鬱作用から、不安や緊張を鎮め、心に落ち着きをもたらせてくれます。

38 ホーウッド Ho wood

アロマテラピーの用途

♣──精神的アプローチ

　精神のバランスをとる効果があり、疲れきった気持ちを癒してくれます。ローズウッドよりも育つ環境がアジアのせいか、日本人になじみやすく落ち着きます。ご神木の下で守られているような安心感を与えてくれます。

　リナロールを豊富に含むため、不安を鎮める効果が高い精油です。

♣──身体的アプローチ

　呼吸が浅い人をゆっくりと落ち着かせる効果がありますので、吸入法や芳香浴で、呼吸器を強壮する効果が期待できます。むずむずした咳の段階にもおすすめです。吸入やデコルテのトリートメントがよいでしょう。ストレスなどで免疫力が落ちたときは、全身トリートメントで身体を強くしましょう。

　フェイシャルでは、皮脂バランスをとるため、ストレスでバランスを崩している肌などにはよいでしょう。多少オキサイドや、カンファーを含むので、敏感肌の方は念のため避けましょう。

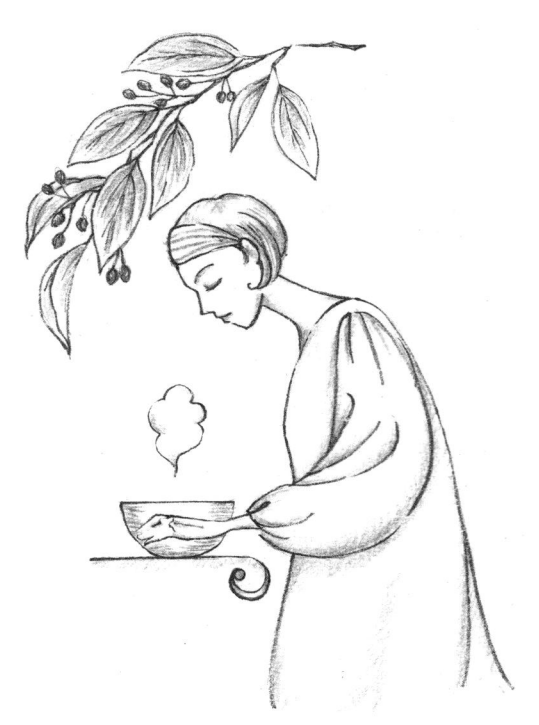

吸入法でリラックス

精油のSTORY

＊ホーウッドにピッタリなあなたはこんな人

一歩下がった奥床しい魅力をもつヤマトナデシコ

　ホーウッドは絶滅の危機に瀕しているローズウッドに代わるものとして注目を集めています。代用品として不名誉な扱われ方をすることも多いですが、ローズウッドとは異なる魅力と効果をもつ実力派の精油です。

　ローズウッドと同じリナロールを豊富に含むことで似ているといわれますが、ブラジルで育つローズウッドと、日本やアジア中心で育つホーウッドは育った環境の違いによりエネルギーが違います。純粋に香りを嗅いでみると、似ているようで実は違います。静かな落ち着きをもたらす香りは、奥床しく和服が似合うヤマトナデシコのイメージ。目立つことはありませんが、いつも微笑をたたえ、一歩下がりながらも自然に人の輪になじんでいる女性を思わせます。

　木が仏像などに使われていることもあり、日本人の感性の奥底に響くような癒しの香りです。私たちアジアの人間にとっては、ホーウッドはローズウッドとは違い、和を感じさせる古きよき日本人女性のようです。主張しすぎず、凛としているような印象があります。

　樟脳をとる目的で採集されるカンファーは、昔の日本人男性を思わせる、強くて頼りがいのある樟ですが、その後ろで男性を立て、支えながら、ともに歩いていくけなげな女性のようで、やさしさだけでなく真の強さをも感じます。

　鎮静をもたらすリナロールがローズウッドよりも豊富に含まれ、不安を沈め、呼吸を整えてくれます。また、身体が弱っているときに免疫力を高める効果もあり、口数は少なくても身の回りの世話に尽くしてくれるようなキャラクターを思わせます。
　疲れて賑やかな人に会いたくないようなときでも、ホーウッドなら静かに側にいてくれ、安心を与えてくれます。

　ブレンドすると主張しないため前面に出ませんが、全体の香りに深みと甘さを与えてくれる精油です。

39 マートル
Myrtle

精油の基本情報

精油名	マートル
学名	*Myrtus communis* L. 1753
科名	フトモモ科
原産地	北アフリカ・コルシカ・スペイン・チュニジア・モロッコ・イタリア・ユーゴスラビア・フランス
抽出部位	葉
抽出方法	水蒸気蒸留法

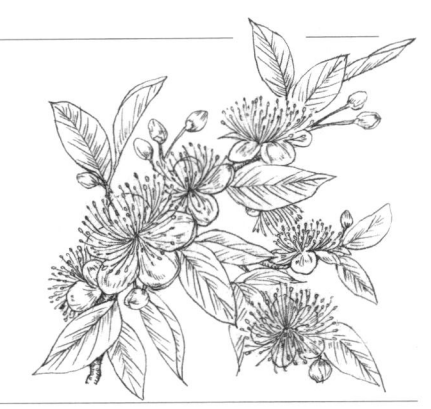

✤──植物としての特徴

　樹高約5mのフトモモ科の常緑樹で、白くかわいらしい花を咲かせ、黒い実をつけます。花びらそのものよりも雄しべが目立ちます。

　日本では咲き始めの花の形が梅に似ているところから「ギンバイカ（銀梅花）」と呼ばれ、梅と同様に「祝いの木」として知られています。結婚式でマートルの冠をつける習慣や歴史もあったほどです。

✤──精油の特色

　さっぱりしてやや甘く爽やかな香り。
　ひと言では表しづらい複雑な香り。
　つかみどころのないこの香りを苦手と感じる人もいます。

✤──精油の安全性

　長期にわたっての使用は粘膜を刺激するため注意が必要。
　1,8-シネオールの含有率が高いマートル シネオールは、喘息のある人や1歳以下の乳幼児には吸入させないよう注意しましょう。

✤──主な成分（効能）

●マートル レッド

1,8-シネオール……29.40%
　　抗気管支炎作用、去痰作用、抗菌・抗ウイルス作用、免疫増強作用、
　　血行促進作用、知的能力、判断力、理解力を向上させる
α-ピネン……23.63%
　　鬱滞除去作用、空気清浄作用、抗炎症作用、抗感染作用、消炎鎮痛作用、
　　免疫向上作用、抗菌作用、抗肥満作用
酢酸ミルテニル……19.73%
　　鎮痛作用、鎮静作用、抗炎症作用
リモネン……13.52%
　　消化促進作用、鬱滞除去作用、抗感染作用、血流促進作用、殺菌作用、
　　抗ウイルス作用、免疫刺激作用、肝臓強壮作用、腎機能強化作用
α-テルピネオール……3.69%
リナロール……2.48%
酢酸ゲラニル……1.44%
酢酸リナリル……0.44%
その他

　マートルの成分構成は非常に特徴があります。ユーカリの特徴成分である1,8-シネオール、ジュニパーやサイプレスに多く含まれるα-ピネン、エステルの酢酸ミルテニル、柑橘系に多く含まれるリモネンをそれぞれ20％前後含みます。
　精油を代表するメイン成分たちをすべて同じような比率で含むため、香り全体として、何ともいえない複雑なハーモニーを奏でます。
　それだけでブレンドされたような香りになっていますので、ブレンドは難しい精油の一つですが、やさしさ、強さのバランスがとれた香りです。豊かな成分構成により、呼吸器のシネオール、α-ピネンの鬱滞除去や空気浄化、エステルの鎮静、リモネンの消化促進など、それぞれの成分が放つ効能が、さまざまな心身不調に使うことができるマルチな才能をもつ香りです。
　マートルのケモタイプのマートル レッドは、1,8-シネオールが多く、香りもすっきりしているので、呼吸器によいです。
　マートル グリーンは、酢酸ミルテニルが多く、香りもマイルドでやさしくなります。

39 マートル Myrtle

アロマテラピーの用途

♣──精神的アプローチ

　舞い上がる気持ちや怒りやおごり高ぶる神経を鎮め、心と体のバランスをとってくれる香りです。
　喜びの絶頂にいるときも、きちんと地に足をつかせ、現実世界に戻しやすくしてくれる香りなので、大きいことをやり遂げた後の燃え尽き症候群や高い目標を達成したとき、神経が高ぶっているときにおすすめです。

♣──身体的アプローチ

　呼吸器の不調によいです。
　かぜのひき始めやのどの痛みなどでマスクにつけたいとき、ユーカリやティートリーでは香りがつんとして強いとき、夜寝るときに呼吸器を楽にするための吸入、芳香浴で使用したいときなどにもおすすめです。
　フランキンセンスやニアウリとのブレンドで、デコルテのトリートメントもおすすめです。
　フェイシャルへの使用は不向きですが、局所的で、皮膚が丈夫であれば、にきび、吹き出物に植物油で薄めたものを綿棒でつけて使用することがあります。

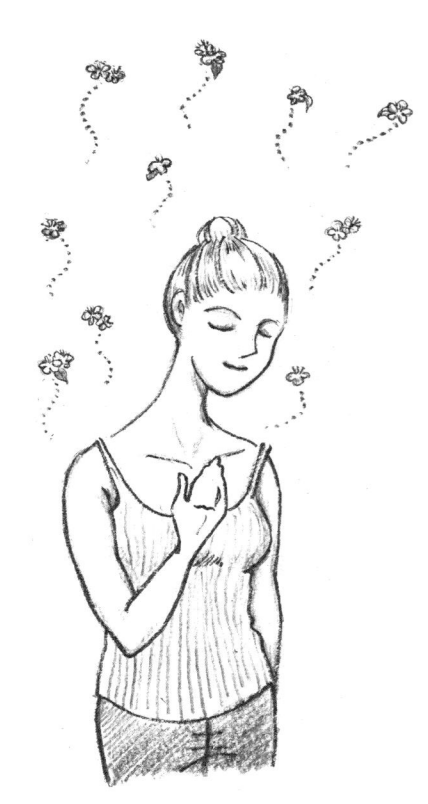

デコルテへのトリートメント

精油のSTORY

＊マートルにピッタリなあなたはこんな人

さまざまな能力を兼ね備えた自立した大人の女性

　ギリシャでは月桂樹（ローレル）とともにオリンピックの勝者の王冠に使われていたといわれるマートル。月桂樹が勝者を讃える意味であったのに対し、マートルは勝ってもおごり高ぶらない謙虚さを示していたそうです。

　このいわれの通り、マートルは高い能力をもちながらも、それをひけらかすことのない、自立した大人をイメージさせる精油です。美しい白い花を見る限り、女性のイメージでしょう。マートルは別名「銀梅花」と呼ばれるように、花びらよりも雄しべが目立つ花の姿は、梅の花にとても似ています。ゴージャスというよりは、落ち着いた上品な佇まいをもつ花です。見た目だけでなく所作も美しく、中身も伴っている女性のイメージです。精神が大人で、自分に余裕があるために、人のことも真剣に考えてくれるのでしょう。

　他の精油では主役成分となっているシネオールやエステル、ピネンなどの成分をバランスよく併せもつマートルは、サプリメントでいえばマルチビタミンのような存在です。単独でもブレンドオイルのような効果を発揮できる精油ですが、その成分と一つでも共通する成分をもつ精油と合わせて使用するとパワーが高まり、さらに本領を発揮します。呼吸を整え、のどをすっきりさせてくれますが、香りもやさしく刺激も少ないため、ユーカリやティートリーの代わりに使用されることもあります。

　能力があり、器用がゆえに、いろいろなことを押しつけられ困っている人には、ストレスをためずにすっきりとやり遂げる力を与えてくれるでしょう。葉や枝、花、果実すべてがいろいろなことに使われるマートルは、尽くす喜びを全身で表しています。ついつい他力本願になってしまいがちな人には、自立して人任せにしない力を与えてくれるマートルです。また、自分は人に甘えない、できる女性を目指したい人にぴったりな精油といえるでしょう。

40 マンダリン レッド
Mandarin red

精油の基本情報

精油名	マンダリン レッド
学名	*Citrus reticulata* Blanco 1837
科名	ミカン科
原産地	イタリア・スペイン・アルジェリア・キプロス・ギリシャ・中東・ブラジル
抽出部位	果皮
抽出方法	圧搾法

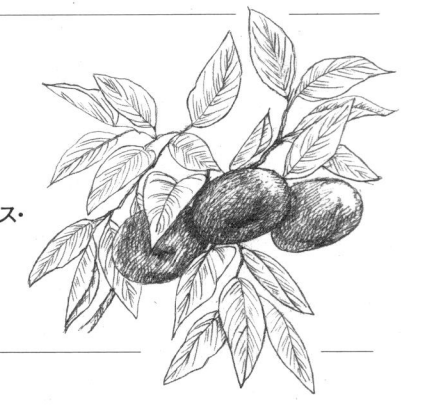

✤──植物としての特徴

原産地はインドのアッサム地方で、交雑などで変化しながら世界各地に伝わったものと考えられています。中国経由で日本に伝わったものがウンシュウミカンです。

木はしなやかな常緑樹で、葉は表も裏も光沢があります。香りのよい小さな白い花がたくさん枝につき、秋から冬に扁平な球形果実をつけます。熟すと明るいオレンジ色から赤みが増していきます。果皮の表面はなめらかで薄く、手で簡単にむくことができます。糖度が高く甘い柑橘で食用として人気があります。漢方で使われる「陳皮」とは、マンダリンまたはウンシュウミカンの皮のことです。クリスマスの伝統的な果物でもあります。

✤──精油の特色

橙色の液体。青スミレを思わせるフローラルな基調をもち、デリケートで甘く、それでいてツンとする香り。オレンジよりも甘さとコクが強く、懐かしさを呼び起こしてくれます。

マンダリン イエローとオレンジはとても香りが似ています。

✤──精油の安全性

非常に安全性の高い精油です。光毒性もありません。
妊婦さんにも使用ができます。

✤──主な成分（効能）

●**マンダリン レッド**

リモネン……74.83%
　消化促進作用、鬱滞除去作用、抗感染作用、血流促進作用、殺菌作用、抗ウイルス作用、免疫刺激作用、肝臓強壮作用、腎機能強化作用
γ-テルピネン……16.14%
　抗感染作用、鬱滞除去作用、静脈強壮作用、抗炎症作用、空気浄化作用
ミルセン……1.70%
α-ピネン……1.81%
β-ピネン……1.32%
メチルアンソラニル酸メチル……0.26%
　強い緊張緩和作用
その他

●**マンダリン グリーン**

リモネン……72.48%
　消化促進作用、鬱滞除去作用、抗感染作用、血流促進作用、殺菌作用、抗ウイルス作用、免疫刺激作用、肝臓強壮作用、腎機能強化作用
γ-テルピネン……18.14%
　抗感染作用、鬱滞除去作用、静脈強壮作用、抗炎症作用、空気浄化作用
α-ピネン……1.94%
ミルセン……1.68%
β-ピネン……1.41%
メチルアン

●**マンダリン イエロー**

リモネン……77.30%
　消化促進作用、鬱滞除去作用、抗感染作用、血流促進作用、殺菌作用、抗ウイルス作用、免疫刺激作用、肝臓強壮作用、腎機能強化作用
γ-テルピネン……14.03%
　抗感染作用、鬱滞除去作用、静脈強壮作用、抗炎症作用、空気浄化作用
α-ピネン……1.50%
β-ピネン……0.90%
その他

　マンダリンは、その熟す過程によって、収穫時期により、採れた精油の成分構成は異なります。熟度によって区別され、未完熟のものを「マンダリン グリーン」、適度に熟したものを「マンダリン イエロー」、完熟のものを「マンダリン レッド」といいます。マンダリンの精油で注目したい成分はわずか0.3%前後含まれるメチルアンソラニル酸メチルと思わず舌を噛んでしまいそうなこの成分です。

　強い緊張緩和作用があり、マンダリンの究極の癒しの力はこの微量成分の影響も大きいです。また興味深いことに、この成分はマンダリン イエローには含まれないことが多いです。

　マンダリン イエローはレッドやグリーンよりもリモネンが多くなり、香りもオレンジと区別がつきにくくなります。グリーンとレッドには独特のビターテイストがあり、この苦みがマンダリンらしさでもあります。

　グリーンは香りもグリーン調で苦みがあり、レッドは完熟の甘さもあり、ほっとする香りです。

40 マンダリン レッド Mandarin red

アロマテラピーの用途

✤───精神的アプローチ

「子どものオイル」といわれますが、柔らかく穏やかで甘い香りを嗅ぐと、むしろ疲れている大人のほうが安心感を覚え、やさしい気持ちになれる精油です。インナーチャイルド（自分の中に存在する子ども的な心情）を抱え、大人になりきれない人たちにとって非常に有効とされ、過去のネガティブな感情やトラウマから解放させ、生命エネルギーを与えてくれる香りです。

愛を与えてもらえなかった愛情不足の方にも、愛される、愛することの大切さを教えてくれ、今まで通ってきた人生を否定せずに受け止め、癒してくれる香りです。

✤───身体的アプローチ

柑橘系の特徴である消化器トラブルに特に効果を発揮します。また、それが心因的なものからきているものならマンダリンは最適です。

食欲不振や消化不良、拒食症、過食症にもよいです。肝臓を刺激する作用、脂肪の消化を助け、便秘にもよいとされます。みぞおちを温めたり、結腸の動きに沿って刺激する腹部のトリートメントもよいでしょう。

リンパの鬱滞を解消する成分を多く含むため、むくみやセルライトにもよいです。ストレスと連動するリンパ系トラブルに最適です。

ネロリやラベンダー、プチグレンなどと合わせて、ホホバオイルやスイートアーモンドオイルにブレンドして、妊娠線予防にも使われます。

フェイシャルには使用しません。

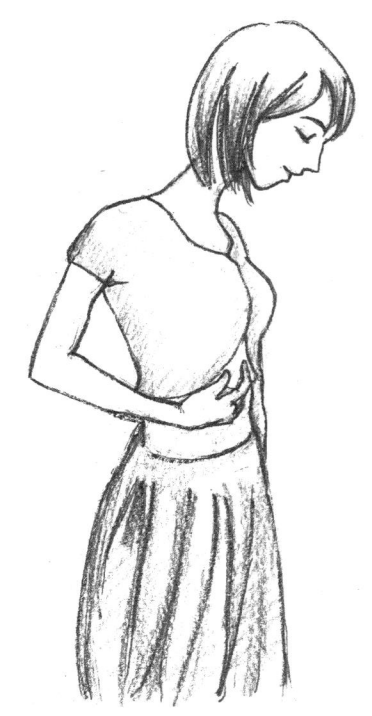

腹部にやさしくトリートメント

精油のSTORY

＊マンダリン レッドにピッタリなあなたはこんな人

成熟した魅力をもつ理想のセラピスト

　柑橘系のアロマの中では、甘く落ち着いたコクのある香りが特徴のマンダリン。日本のウンシュウミカンと同じ系統の植物で、果実の皮は薄くむきやすく、ジューシーな果肉が人々に広く親しまれています。熟す前の若さをイメージさせるライムなどと比較すると、成熟したマンダリン レッドは積み重ねてきた過去や人生、その懐かしさを思い起こさせる力をもっています。マンダリンは、成熟過程によって、グリーン、イエロー、レッドと3種類の精油がとれますが、特に完熟したマンダリン レッドが最も癒し効果が高いといわれています。

　大人の女性のたおやかさをもち、人をやさしく癒してくれることから、心と身体の両面からアプローチしてくれる経験豊かなセラピストをイメージさせます。

　癒しを求めて訪れるクライアントの身体に現れる不調の要因には、その人が抱えてきた過去の精神的・肉体的なダメージが影響していることが多いものです。マンダリン レッドは甘く深い香りでやさしく過去を引き出し、しっかりと受け止めてくれます。クライアントに過去と向き合っていただくことはデリケートな面もあり、必ずしも望んでいないこともあります。セラピストはそれなりの経験を積んでいないと難しいものですが、誰もがマンダリンに心を開くのはその根底に「愛」と「受容」があることが感じられるためでしょう。

　一人ひとりのクライアントに向き合うのに最も大切な土台が「愛情」です。本当に疲れているときに、マンダリンの香りを嗅ぐと、涙が出てくるような気持ちになることがあります。

　自分の中に大人になりきれないもう一人の自分を抱えている人に、未来に怯える気持ちを取り払い、成長・成熟することのすばらしさを教えてくれる静かな愛に満ちています。愛情不足で育った方にも、無償の愛を与え、ぽっかり空いた穴を愛で埋めてくれます。

41 ミルラ
Myrrh

精油の基本情報

精油名	ミルラ
学　名	*Commiphora myrrha* (Nees) Engl. 1883
科　名	カンラン科
原産地	エジプト・ソマリア
抽出部位	樹脂
抽出方法	水蒸気蒸留法

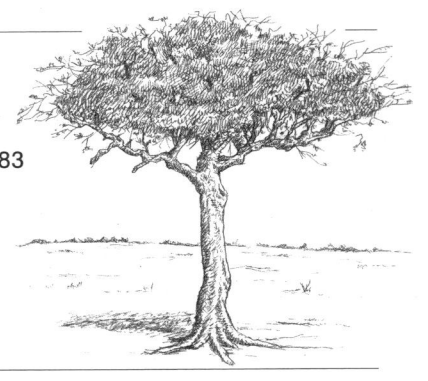

✤──植物としての特徴

和名は没薬(もつやく)。ミルラは高さ3mほどになる低木で、フランキンセンスと同様に乾燥した地域で生育します。

樹皮に傷をつけると樹液が得られ、樹液は空気に触れて乾燥すると、赤褐色の涙滴状に固まり、表面に細かい粉が吹いたような状態となります。蒸留したものが精油です。

✤──精油の特色

スモーキーでスパイシーな香りで、やや薬品臭もある個性的な香り。

✤──精油の安全性

妊娠中の使用はできません。

抗血小板作用を増強する可能性があるため、ワルファリンを服用している方には使用できません。

敏感肌を刺激する可能性があり、注意が必要です。

✤──主な成分（効能）

フラノオイデスマー-1,3-ジエン……46.10%
　　鎮痛作用、免疫向上作用

クルゼレン……18.44%
　　強壮刺激作用、抗炎症作用

リンデストレン……11.22%
　　強壮刺激作用、抗炎症作用

ゲルマクレン B……1.98%
　　鎮静作用、抗アレルギー作用

ゲルマクレン D……1.28%
　　鎮静作用、抗アレルギー作用

その他

　ミルラの成分構成は、特徴的なセスキテルペン炭化水素類を豊富に含むことです。
　強壮刺激作用が強く、全身の機能を高め、心身ともに強化してくれることが期待できます。
　免疫力向上作用もあり、弱っているときの精神を立て直し、機能が鈍った内臓の働きを高めてくれることでしょう。細胞一つひとつが元気に回復してくれることがイメージできます。
　免疫力を高めてくれることから、殺菌消毒作用も強く、空気の浄化や、かぜ予防にも最適です。
　抗炎症作用もあり、呼吸器の不調にもよいでしょう。
　香りの最初の印象は、消毒臭い感じがしますが、嗅ぎ続けていると独特の鎮静をもたらします。
　土にかえって、眠りにつくような、そんなミルラ特有の鎮静を起こします。

41 ミルラ Myrrh

アロマテラピーの用途

♣──精神的アプローチ

深い鎮静をもたらす香りで気分を落ち着かせ、精神を研ぎ澄ます香りです。

どちらかというと、元気な時には嗅いだときに薬品臭を強く感じ、無気力な時にはいい香りに感じ、奥からふつふつと活力やエネルギーが増します。また、すべてを忘れたいときに有効な香りでもあります。

♣──身体的アプローチ

身体を強壮し、免疫力を高めます。病後の回復にもよいとされます。性病の消毒（カンジダ膣炎）作用があり、腰湯や沐浴に有効です（敏感肌の人は気をつけましょう）。強力な通経作用をもつため、生理不順や出産時にも有効です。なかなかこない生理にも、ローズなどと合わせて、腹部や仙骨を刺激するとよいでしょう。

呼吸器の不調（気管支炎、かぜ、咳）などにも効果を発揮します。強力な消毒殺菌作用により、水虫、火傷にもよいです。少し邪道ですが、口臭や歯槽膿漏などのマウスケア（うがいなど）は自己責任においてすすめます。

敏感肌のフェイシャルには向いていませんが、乾燥肌やダメージ肌のお手入れに抜群の効果があります。

香りが個性的ですので、ローズオットーとブレンドして、1％濃度以下でのフェイシャルトリートメントがおすすめです。

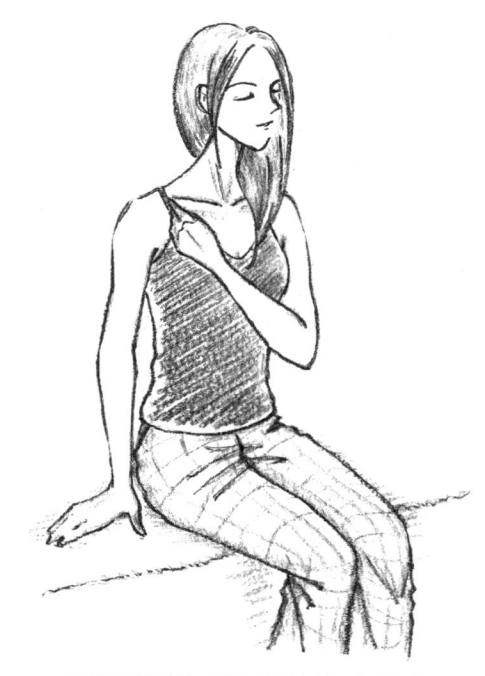

病後回復時にデコルテトリートメント

精油の STORY

＊ミルラにピッタリなあなたはこんな人

時空を超えるパワーをもつ異世界への案内人

　ミイラの語源ともなり、その防腐剤として使用されていたミルラ。エジプトでは、ミイラは信仰と深く結びつき、来世へと永遠の魂をつなぐものとされていました。

　そんなミルラは、少し話をしただけで「何でわかるの？」と思うほどその人の事情がわかってしまう、魂のレベルで異世界と交信しているかのような、謎めいた雰囲気がある人物イメージです。本当にこの世の存在なのかどうかもわからないような、不思議な独特のオーラを放つ個性的な存在です。言葉数は少なくても、その人の人生に影響を与えて、考え方が180度変わってしまう言葉を発し、その人の深い懐に刻まれます。一度会うと、インパクトのすごさに忘れられない人となります。華のあるローズ、個性のミルラといってもいいでしょう。

　香りもまた神秘的で、独特のスモーキーさは、一度嗅ぐと忘れられない、脳に強烈なインパクトを残します。好き嫌いがはっきり分かれ、精神状態によっても、元気なときはあまり必要なく、シンプルに臭いと感じる香りでもあります。薄い濃度で、静かに香りを嗅ぐと静寂な鎮静をも呼び起こします。

　心が疲れ果て、立ち上がれないほどのダメージを受けたとき、ミルラの香りが深い深い鎮静へと導きます。それは、まるで魂だけを土の中へ埋葬し、肉体はこの世にあるような奥深い眠りの世界に導かれます。眠りの中で一度死を迎えた魂はゆっくりと再生し、新しい自分となって生まれ変わるようです。ミルラはそんな究極の癒しをもたらしてくれる、異世界への案内人なのです。復活した魂は、現実の世界を受け入れ、しっかりと生きていくための力を携えています。

　悲しみに立ち向かう気力さえ失ったとき、手を引いてくれるミルラは時空を超えた世界から人を癒すために遣わされた使者なのかもしれません。

42 メイチャン
May Chang

精油の基本情報

精油名	メイチャン（リツァクベバ、アオモジ）
学　名	*Litsea cubeba* (Lour.) Pers. 1806
科　名	クスノキ科
原産地	中国
抽出部位	果実
抽出方法	水蒸気蒸留法

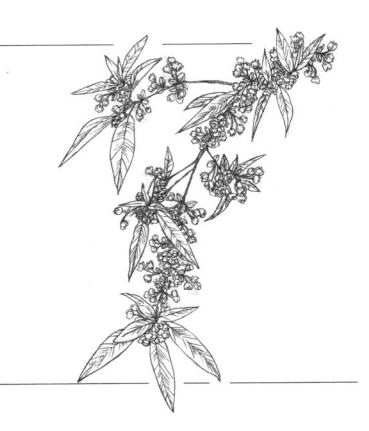

✤──植物としての特徴

　日本や台湾に分布するメイチャン。和名はアオモジ。暖地の林内に生え、高さ5～7mになる木です。

　樹皮は緑がかった黒色で、1月頃に黄緑色の丸い鈴のようなつぼみをつけます。2月から3月頃、春の兆しを教えてくれるように、蕾の中から、ぷちんとはじけ、黄色い美しい花をたくさん咲かせます。

　一つひとつの花もかわいらしいですが、遠目で見ると、ふんわりとした黄色の集団の花が、寂しい山の風景に彩りを添え、季節外れの紅葉のような風景となり、元気をくれるようです。

　果実は香辛料にも使われ、チャイニーズペッパーともいわれます。コショウのような実がつき、レモン様の香りがします。

✤──精油の特色

　濃いレモンのようなレモングラスにも香りが似ていますが、もっと爽やかでフルーティな香り。

✤──精油の安全性

　非常に強い芳香があるので使用量に十分注意。
　敏感肌を刺激する可能性があります。

✣── 主な成分（効能）

ゲラニアール……42.35%

ネラール……32.12%

　※2つ合わせてシトラール：昆虫忌避作用、活力増強作用、抗炎症作用、鎮痛作用、結石溶解作用、抗ウイルス作用、抗真菌作用、消化促進作用、抗菌作用、抗ヒスタミン作用、鎮静作用

リモネン……11.94%

　消化促進作用、鬱滞除去作用、抗感染作用、血流促進作用、殺菌作用、抗ウイルス作用、免疫刺激作用、肝臓強壮作用、腎機能強化作用

リナロール……2.76%

　鎮静作用、交感神経の興奮を鎮める作用、血流増加作用、抗鬱作用、中枢神経抑制作用、抗菌・抗真菌作用、抗炎症作用、弱い局所麻酔作用

β-カリオフィレン……1.31%

ゲラニオール……0.67%

その他

　メイチャンは、レモングラスと香りが似ているといわれますが、アルデヒド類のシトラールを共通して含むからです。
　レモングラスと同じように、鮮明で、くっきりとした強いレモンの香りがします。
　シトラールを含むため、虫除けにも有効です。
　レモングラスよりも、香りが受け入れやすく、よりやさしい香りになるのは、柑橘類の特徴成分であるリモネンの香りを含むことや、微量ですが、ゲラニオールやリナロールといった甘い香りを含むからです。
　シトラール特有の老廃物を分解する力と、筋肉をやわらかくする作用、リモネンの消化器を癒す能力のコンビで、胃腸不調からくる背中の痛みや、頑なになった肩こりに、使用するとよいでしょう。
　背中がまるまって、下を向いてしまっているときには、果実から飛び出すこの明るいメイチャンの香りで、前向きにポジティブ気持ちにさせてくれるでしょう。成分構成からも、そのことがよくわかります。

42 メイチャン May Chang

アロマテラピーの用途

✤──精神的アプローチ

気分を刺激し、元気を与え、高揚させてくれます。
寂しい冬の心に春がおとずれたときの、明るい喜びに似た感情を与えてくれます。
ポジティブで前向きな春の温かいエネルギーを、冷え切った心に注入してくれます。

✤──身体的アプローチ

消化刺激を促進し、胃を温め機能を強化する働きがあります。
夏バテや精神的なストレスで胃腸の調子が悪いときにもおすすめです。みぞおちを中心に温めるトリートメントを行いましょう。
乳酸を除去し、血液の循環をよくすることで筋肉痛を和らげる効果もあります。
肉体的な単純な疲労というよりは、少し精神的な要因もからむ場合に、さらによいでしょう。
精神的なことがからむ頑固で固い肩こりなどにもおすすめです。
虫除けやデオドランド剤としても効果を発揮します。
刺激が強いためフェイシャルには向きません。

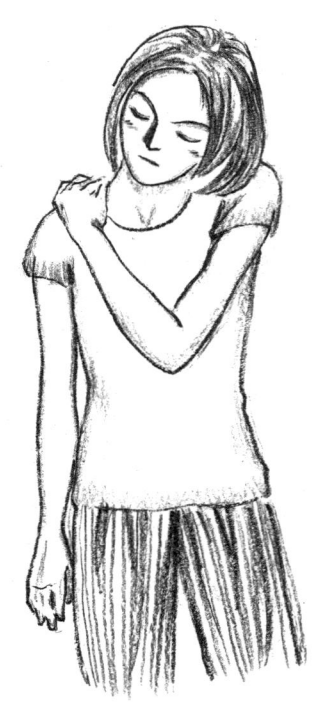

頑固な肩こりへのトリートメント

精油の STORY

＊メイチャンにピッタリなあなたはこんな人

マイペースな「理系クラスの かわいくて元気な女の子」

　冬山の中で、いち早く春をキャッチして鮮やかな黄色の美しい花を咲かせ始めるメイチャン。その姿は、「理系クラスの中にいる紅一点女子」のイメージです。花の姿は、本当に美しく凛としていて気品にあふれます。かわいらしい丸い蕾から、外の世界に飛び出すように、はじけて黄色い花を咲かせます。見た目は美人だけど、気さくでさっぱりとした性格の女子のイメージです。

　男性ばかりの中にいても同化して地味になるわけでなく、かといって女性らしさを全面に出して甘えることもなく、あくまでマイペース。周囲の目を気にせず、よいと思ったことを行動に移せる強さをもっています。環境に影響されず自分をしっかりもち、クラスメイトや先生ともうまくやっていける賢く元気な女の子といったところです。

　太陽の光をいっぱい浴び、たくさんのかわいい花を咲かせた後に実る果実から精油がとれます。レモンのような爽やかさと、花を感じさせる甘い香りが気持ちを明るく高揚させてくれます。その香りを嗅ぐと、思わず笑顔になってしまいます。
　人目を気にしすぎて行動が止まってしまうとき、どこまで自分の意見を主張してよいかわからないときなどに、メイチャンの香りが適度な自信と行動力を与えてくれます。

　長く、暗いトンネルを抜けた後に太陽が差し込んでくることを信じて、「やってみよう！ 光はきっと先にある」と力がみなぎってくるはずです。大きな決断ではなくても、日頃ちょっとしたことで悩む選択の中でも選んだほうを信じる力を与えてくれるでしょう。香りはレモングラスと似ています。レモングラスは内面からも体からも活力がみなぎってくるようなエネルギー増強剤ですが、レモングラスよりも柔らかく甘いメイチャンの香りは、エネルギーを増強させながら、ただ強くなるのではなくキラキラと輝くイメージで、より女性的な活力増強剤です。
　精神的なストレスにより胃腸や体が弱っているときに、元気を与えながらも、女性的な部分も高めてくれるでしょう。

43 メリッサ

Melissa, Bee Balm, Lemon Balm

精油の基本情報

精油名	メリッサ（レモンバーム）
学　名	*Melissa officinalis* L. 1753
科　名	シソ科
原産地	フランス、アイルランド、ドイツ、イギリス、エジプト、スペイン、イタリア　南アフリカ
抽出部位	花、葉
抽出方法	水蒸気蒸留法

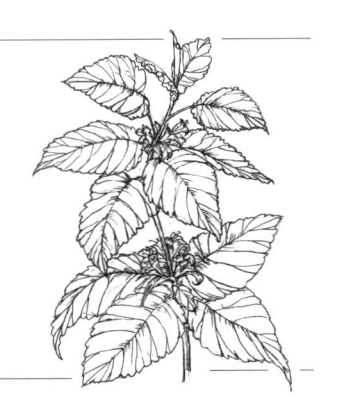

❖──植物としての特徴

　メリッサはギリシャ語で「ミツバチ」という意味で、小さな白い花がハチを引き寄せることに由来しているようです。

　60cmほどのレモンのような香りのする多年草で、生命力が強くさほど手入れをしなくても毎年花をつけるため、ガーデニングでもおなじみです。

　耐寒性にも優れ、冬に地上に見えている部分は枯れても、根は生き続けます。鉄分を含んだ土壌を好むため、抗貧血作用などがあるといわれています。

　ハーブ自体は身近で手に入りますが、1gの精油を得るのに7kgもの花や葉が必要なほど採油率が極端に低いため、精油は非常に高価なものとなっています。

❖──精油の特色

　爽やかでレモンのような香りはレモングラスとも似ていますが、上品なライトフローラル調をもつので、やさしく品よく香ります。

❖──精油の安全性

　妊娠中は避けるべき精油です。
　シトラールが多いため、敏感肌を刺激することがあります。

♣──主な成分（効能）

ゲラニアール……28.14%

ネラール……19.70%

　　※ゲラニアールとネラールを合わせてシトラール：昆虫忌避作用、
　　活力増強作用、 抗炎症作用、鎮痛作用、結石溶解作用、抗ウイルス作用、
　　抗真菌作用、消化促進作用、抗菌作用、抗ヒスタミン作用、鎮静作用

シトロネラール……6.22%

ゲラニオール……2.36%

　　抗感染作用、鎮痛鎮静作用、免疫向上作用、強壮刺激作用、
　　皮膚弾力回復作用、収れん作用、弱い局所麻酔作用、胆汁分泌作用、
　　昆虫忌避作用、交感神経の興奮を鎮めイライラを抑える

シトロネロール……1.12%

　　感染予防作用、収れん作用、血行促進作用、抗菌作用、筋肉弛緩作用、
　　血圧低下作用

イソゲラニアール……1.03%

リナロール……0.80%

その他

　メリッサは、レモングラスと香りが似ているといわれますが、アルデヒド類のシトラールを共通して含むからです。
　レモングラスと同じように、鮮明で、くっきりとした強いレモンの香りがします。
　シトラールを含むため、虫除けにも有効です。高価な精油なので、虫除けには使いたくないですが。
　質の高いメリッサの香りは、レモングラス特有の強い香りだけではなく、甘い紅茶のような女性らしい香りもほんのりします。
　これは、バラとも共通する　シトロネロールやゲラニオールを少量含むからです。
　レモングラスよりも精神に寄り添い、鎮静も期待できます。
　メリッサの繊細な甘さの香りを感じると、気持ちが安定し、呼吸も落ち着いてきます。

43 メリッサ Melissa, Bee Balm, Lemon Balm

アロマテラピーの用途

✤──精神的アプローチ

　メリッサの静かで品のよいフローラル調をもつ独特の香りは、イライラした状態のときに気分を鎮めるには最高の精油です。緊張を和らげ、神経の衰弱や鬱にもよい影響をもたらします。自分では気づいていなかった根本の問題やマイナスの部分を直視しながら、明るい心を少しずつ取り戻し、強化してくれます。

✤──身体的アプローチ

　心臓の強壮作用があり、心拍数を減少させ血圧を下げます。子宮強壮作用があり、未発達な子宮のサポートもします。

　思春期の生理不順などにジャスミンの香りが強すぎる場合は、メリッサがよいでしょう。仙骨や腹部を刺激するトリートメントをしましょう。月経痛などにもよく、お腹がストレスで固くなってしまっている人には、腹部のへそ周りのトリートメントがおすすめ。食欲不振・精神的な要因による消化不良も助けてくれます。また、呼吸が安定するので、喘息やアレルギーにもよく、ストレスが原因の時に効果を発揮します。頭痛にはいろいろな種類がありますが、病的ではなく、ストレス性の緊張性頭痛にも強いです。こめかみにブレンドオイルを塗るとよいでしょう。

　また、虫刺されにもよい精油ですが、皮膚を刺激するため使用には注意が必要です。フェイシャルには使用しません。

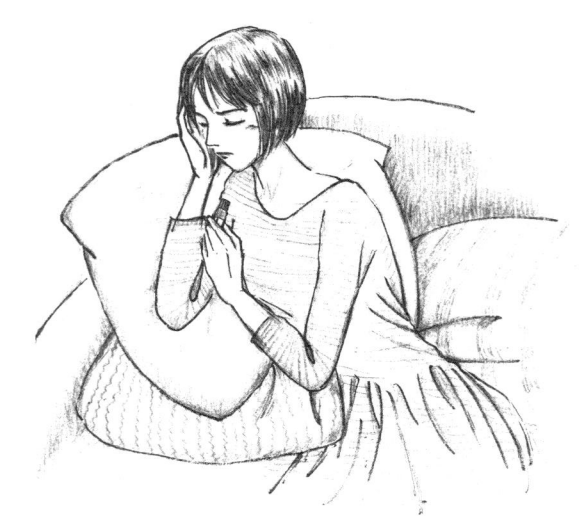

緊張性頭痛にはこめかみにブレンドオイル塗布

精油の STORY

＊メリッサにピッタリなあなたはこんな人

かわいらしく美しいながらも努力を忘らないお姉さん

　メリッサはレモンバームともいわれ、非常に生命力が強く、育てやすいハーブとして有名です。ハーブティーとしても多くの人に親しまれています。

　誰からも好かれる爽やかな香りはレモングラスにも似ていますが、よりマイルドでフレッシュ。紅茶のような甘さが奥からも感じられ、ずっと香りを嗅いでいたくなります。レモングラスを男性とすると、メリッサはきれいなお姉さんというイメージです。元気でかわいらしく誰からも愛されますが、根を張る力は強く、陰での努力も忘れないしっかり者です。肌は透明感のあるイメージで、きれいをキープするための努力を怠りません。

　ハーブとしては幅広く活用されるレモンバームですが、1gのメリッサ精油を抽出するにはなんと7kgもの花と葉が必要。そのため、精油は非常に高価で貴重なものとされています。

　レモンバームの虫などを寄せつけない強さや、ストレスを心穏やかに受け入れ明るい気持ちを取り戻す、そんなやさしさをギュッと凝縮させた力をもつメリッサ。高い教養と力を身につけても、ナチュラルな魅力と親しみやすさを忘れないその姿は、民間からロイヤルファミリーに嫁いだプリンセスのような存在かもしれません。メリッサのポジションは精油界でも不動です。本当にクオリティの高いメリッサは、もちろん値段も破格的ですが、香りに雑味がまったくなく、品よく長く香ります。レモングラスのようにトップノートで青々しく感じることは少なく、静かなトップノートから爽やかに香り、品よく香り続け、紅茶の甘さとふんわりしたフローラルな香りを残します。

　成分のシトラールの多さから体への作用が注目されがちですが、私はメリッサこそ心へのアプローチに強い香りだと思っています。見えない土の中で地下茎を張りめぐらせ、生命力の強いこの植物は、表には見えない心の根深い問題に働きかけてくれるはずです。

メリッサ

ヤロウ
Yarrow

精油の基本情報

精油名	ヤロウ
学名	*Achillea millefolium* L. 1753
科名	キク科
原産地	ドイツ・ハンガリー・フランス・ユーゴスラビア・アメリカ・アフリカ
抽出部位	花の咲いた先端部分
抽出方法	水蒸気蒸留法

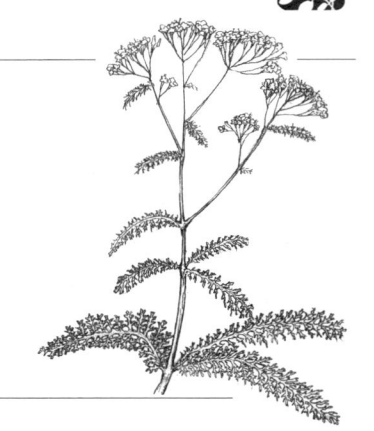

✤──植物としての特徴

和名はセイヨウノコギリソウ。葉がノコギリのように見えることに由来しています。ノコギリのように見える葉はとても柔らかです。

ヨーロッパ原産で、日本でも鑑賞用によく栽培され、野生化し空地や道端などでも見かけることがあります。

茎先にかわいらしい細かい花をこんもりと咲かせ、横から見るとまっ平な形で咲きます。色は白や黄色、ピンクなどがあります。

精油になると、青色のカマズレンが得られます。

✤──精油の特色

ライトなようでヘビーでもあり、爽やかなグリーン調やカンファーも感じますが、カマズレンの個性的な香りもする複雑な香り。

✤──精油の安全性

敏感な肌に刺激を与える可能性があります。

妊娠中は避けるべき精油です。

長期にわたって連続使用すると頭痛を起こす場合があります。

✤──主な成分(効能)

リナロール……13.11%
　　鎮静作用、交感神経の興奮を鎮める作用、血流増加作用、抗鬱作用、中枢神経抑制作用、抗菌・抗真菌作用、抗炎症作用、弱い局所麻酔作用

カマズレン……8.83%
　　消炎作用、抗アレルギー作用、組織再生作用

1,8-シネオール……5.90%
β-カリオフィレン……5.65%
ザビネン……5.21%
β-ピネン……5.06%
ゲルマクレン D……3.58%
カンファー……3.55%
α-ツヨン……3.23%
　　ホルモン様作用、通経作用

その他

　ヤロウは、カモミールと同じくキク科の植物です。
　カモミール ジャーマンの特徴成分であるカマズレンを多く含むため、カモミール ジャーマンと同じく精油の液体の色は青く、抗炎症効果が期待できるのも、カマズレンの成分の影響です。
　カマズレン以外にも、β-カリオフィレンや、ゲルマクレン D など、抗炎症作用をもつ成分を保有しているのもヤロウの強みです。
　炎症が起きている部位や、けが、打撲にブレンドオイルを塗布して使いましょう。
　抗鬱作用をもつリナロールも含むため、精神的な不安をぬぐい去ってくれます。
　エストロゲン様作用をもつツヨンという特徴的な成分を含みます。ツヨンはケトン類ですので、刺激が強いので注意は必要ですが、女性系トラブルに応用ができ、生理痛や、生理不順などにも有効に使うことができるでしょう。
　虫さされにもよい精油ですが、虫自体も、この独特のヤロウの香りを嫌うそうです。

44 ヤロウ Yarrow

アロマテラピーの用途

✣───精神的アプローチ

　ギリシャ神話のトロイア戦争で、傷ついた兵士を癒すのに使われたという伝説のあるヤロウ。傷ついた兵士の心をも癒していたに違いありません。気力が衰えているときに元気づけて活力を与えてくれる香りです。止血や傷を治すために、よけいな感情を排除しますから、直感力を高める作用があります。個性的で好き・嫌いがはっきりと分かれるヤロウの香りは、人生の転換期や決断に役立つ精油ともいわれます。この香りが好きと感じたときはそのタイミングかもしれません。

✣───身体的アプローチ

　女性ホルモンに作用し、月経に伴うさまざまなトラブルを調整します。特に重い月経、経血量が多い人に向いています。ラベンダーやクラリセージとのブレンドオイルで腹部や仙骨にぐりぐりというより、やさしくアプローチしてみましょう。更年期障害の症状を和らげる働きもあります。下痢の人にもよいです。あまり腹部を動かさず、温めるように塗布しましょう。貧血にも効果があるといわれますが、胃腸のコンディションが貧血と関係していますので、腹部アプローチがいいでしょう。

　アズレンの消炎効果で傷を癒してくれますので、ケガや出血の応急処置などによいでしょう。ガーゼなどに湿らせたり、清潔なコットンに落として患部に塗布しましょう。

　フェイシャルには向いていません。

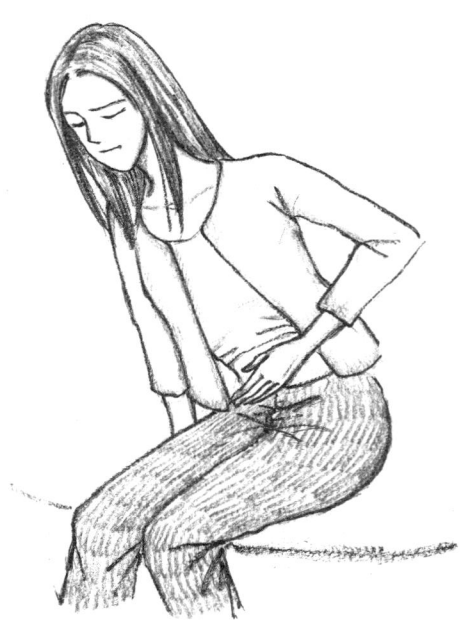

重い生理痛時は腹部にブレンドオイルを塗布

精油のSTORY

＊ヤロウにピッタリなあなたはこんな人

迅速に応急処置を してくれる白衣の天使

　傷を治すのが得意なヤロウは、干上がったような土壌でも育つ生命力にあふれた植物です。葉はノコギリのようにぎざぎざで柔らかく、花はふわふわしていて小さく、かわいらしいです。

　医療施設で落ち着いた手当てをする、というよりは被災地や野戦病院などで手元にあるもので応急処置をする現場第一線の白衣の天使・看護師さんのイメージがぴったりです。「戦い」「救済」という花言葉もあり、実際に治癒力の高い成分が多く含まれ、止血や傷の治療などに使われていました。治すのは外傷だけでなく、ヤロウの心の奥に浸透していく深ーい香りは、戦いやストレスで傷ついた心も、手当てをしてくれるようです。香りは、好き・嫌いがはっきりしますが、独特の深みのある複雑な香りです。好きな人はたちまち癖になってしまいます。

　精油としては、よけいなものを「止める」パワーが強く、止血だけでなく、下痢や重い月経の出血などを抑える作用があります。ヨーロッパでは、鼻血を止めるのにヤロウの葉を鼻に突っ込む地域もあるそうです。

　カモミール ジャーマンと同じカマズレン、エストロゲン作用のあるツヨンが含まれていることも特徴です。ワイルドな生命力をもちながらも、やさしい印象があるのは、かわいらしい花とツヨンの成分が、女性らしさを与えてくれるからかもしれません。

　ヤロウの「止める」パワーは体だけでなく、心に対しても同じです。心を悩ますマイナスの感情をなくし、必要な力を引き出します。直感力を高める効果があるともいわれるのは、青いカマズレンの力によるものと考えます。カモミール ジャーマンと同様に、精油になるまでは存在しないこの成分が、ヤロウに不思議なパワーをもたらしているのでしょう。

45 ユーカリ
Eucalyptus

精油の基本情報

精油名	ユーカリ グロブルス
学名	*Eucalyptus globulus* Labill. 1799
科名	フトモモ科
原産地	オーストラリア
抽出部位	葉
抽出方法	水蒸気蒸留法

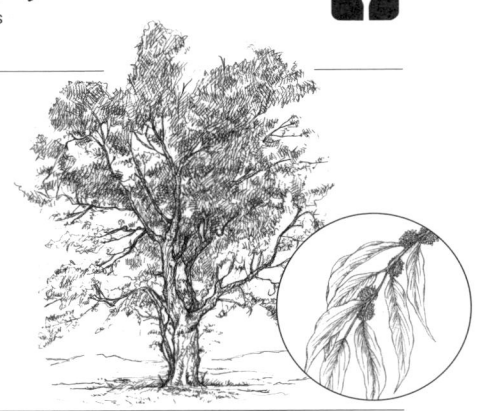

✤──植物としての特徴

オーストラリアの国土の大半を占めるユーカリは、ほんの小さな苗木でもぐんぐん生長し、みるみる天を仰ぐ大木となります。中には50mを越えるものもあるそうです。日本では観葉植物のイメージが強かったり、沿道などに遠慮しながら植えられていますが、広大な大地で育つユーカリは発するエネルギーも自由でいきいきしています。

オーストラリアでは山全体にユーカリが生え、葉から出る精油が山を覆い、そこに太陽の光が反射して青く見えることから「ブルーマウンテン」という名が誕生したといわれます。非常に深くまで根を伸ばし地下水を引き寄せる力が強いため、インド北部の地方の砂漠化した地域の緑化に使われて成功しています。一方、土の中に有毒な化学物質を分泌して、自分の周囲に生えている他の植物の成長を阻害するという側面もあります。

✤──精油の特色

鼻に抜けるツンとした、1,8-シネオール特有の薬品臭が特徴。ツンとした香りが通り抜けるとやや柑橘の軽い香りが残るのは、ピネンとリモネンを含むからです。

✤──精油の安全性

高血圧やてんかんの人は使用を避けるべき精油。粘膜を刺激する可能性があります。咳がひどい場合は、吸入を避けてください。

✤──主な成分（効能）

●ユーカリ グロブルス

1,8-シネオール……66.46％
　　抗気管支炎作用、去痰作用、抗菌・抗ウイルス作用、免疫増強作用、血行促進作用、知的能力・判断力・理解力を向上させる

α-ピネン……15.89％
　　鬱滞除去作用、空気清浄作用、抗炎症作用、抗感染作用、消炎鎮痛作用、免疫向上作用、抗菌作用、抗肥満作用

リモネン……2.10％
　　消化促進作用、鬱滞除去作用、抗感染作用、血流促進作用、殺菌作用、抗ウイルス作用、免疫刺激作用、肝臓強壮作用、腎機能強化作用

パラシメン……1.93％
その他

　ユーカリ グロブルスは、ユーカリ ブルーガムともいわれます。
　数あるユーカリの中でも、1,8-シネオールの成分が多く、最もすっきりツンとくる香りで呼吸器にも強い強壮作用があります。
　ユーカリ ラジアータ（*Eucalyptus radiata*）は、グロブルスに比べ、1,8-シネオールの含有量が低く、よりマイルドに使えます。
　刺激がほしい場合は、グロブルスがおすすめです。グロブルスのほうが1,8-シネオールの強烈な爽快感が強く、鼻通りがよくなります。
　刺激は強いので注意は必要ですが、最もユーカリらしい効果が望めるでしょう。
　ユーカリの種類は多く、ほかにもユーカリ ブロードリーフ（*Eucalyptus dives*）は、ピペリトン（ケトン類）が含まれ、ペパーミント ユーカリといわれるほど、ミント調の香りがします。
　ユーカリ スミシ（*Eucalyptus smithii*）は、ユーカリの中では香りがマイルドでやさしいです。

45 ユーカリ Eucalyptus

アロマテラピーの用途

♣──精神的アプローチ

1,8-シネオールの頭脳を明晰にし、集中力アップに効果を発揮します。また、怒りを鎮めて、いらだった気持ちを鎮めてクールダウンさせてくれます。やることをどんどん終わらせたいときは、気持ちを引っ張ってくれるはずです。

コットンにつけたり、ディフューザーで芳香させるのがよいでしょう。

♣──身体的アプローチ

1,8-シネオールを非常に多く含むため呼吸器を強壮し、喘息、喉頭炎、のどの痛みに効果的です。何よりも、去痰作用に優れていますので、吸入法で用いるとよいでしょう。また、肩こり、筋肉痛、神経痛、免疫力アップ、病後の回復にもおすすめです。同じような効果をもつ精油とブレンドし、疲労回復ポイントの僧帽筋や広背筋など大きな筋肉のある背中や、大腿部へアプローチするとよいでしょう。

肩身が狭く縮こまったデコルテや背中も、ユーカリがぐんぐん成長するように、胸が開き、呼吸がしやすくなり、肩の可動域も広がります。

精神アプローチがやや苦手なので、精神的要素を含む筋肉系トラブルのときには、ラベンダー、ゼラニウム、メリッサなどとブレンドして使うとよいでしょう。

殺菌作用が期待できるため、水虫、カンジダ、切り傷、すり傷、ふけ、ヘルペスなどにも使われることがあります。

フェイシャルには使用しません。

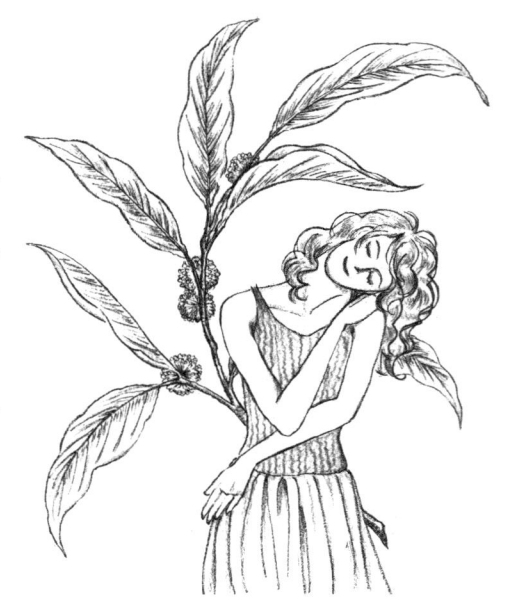

硬い肩こり、固まった肩甲骨へのトリートメント

精油の STORY

＊ユーカリにピッタリなあなたはこんな人

のびのびと生きるパワーに あふれた元気な少年

　オーストラリアの広大な大自然の中で、のびのびと育つユーカリ。ときには50mもの巨木にもなり、あっという間に育っていく、生きるパワーにあふれた植物です。手をかけなくても元気に生育する姿は、外で遊ぶことが大好きで、日が暮れるまで帰ってこない元気な男の子のようなイメージです。

　周囲の目を気にせず深く考えずに、とにかく自分が思った通りに行動するタイプ。ちょっとしたケガも平気で、翌日はまた家から飛び出していくようなキャラクターです。

　高い殺菌作用をもつすっきりとした香りは、子どもの純粋さに触れたときのように、迷いや悩み、心のおりを浄化してくれます。「考えてばかりで動けない」ときは、ユーカリの香りが悩みや迷いを吹き飛ばしてくれます。気持ちがクリアになり、一歩前に進む気持ちが湧いてきます。

　日本では観葉植物のイメージも強く、日本に植えるとその環境のためかお行儀よく育ち、残念ながら広大な大地でのびのびと生育したユーカリ特有のパワーを得ることはできないようです。ユーカリが引き起こす自分の中から湧き起こるパワーは、行動へと導いてくれるのですね。

　日本でユーカリの効能といえば、殺菌、かぜなど精油の液体としての効果が先走っていますが、その生きている生長の早さを目の当たりにすると、液体の効能を勉強する前に、この香りを嗅ぐだけで、自分の体内の白血球たちが、元気よく動き出すのが感覚でわかります。

　白血球は、自分の細胞です。自分の心と体が弱っていたら、どうして元気でいられるでしょうか？　人を蹴飛ばしても成長するという、よい意味で生命力あふれるユーカリの力を借りれば、頭脳労働によって免疫力や生命力が低下した体に、間違いなく命のエネルギーを吹き込んでくれることでしょう。体モード全開で元気よく走り回る子どものパワーを弱った体と心に注入してくれます。

46 ライム
Lime

精油の基本情報

精油名	ライム
学 名	*Citrus aurantiifolia* (Christm.) Swingle 1913
科 名	ミカン科
原産地	キューバ・メキシコ・イタリア
抽出部位	果皮
抽出方法	圧搾法

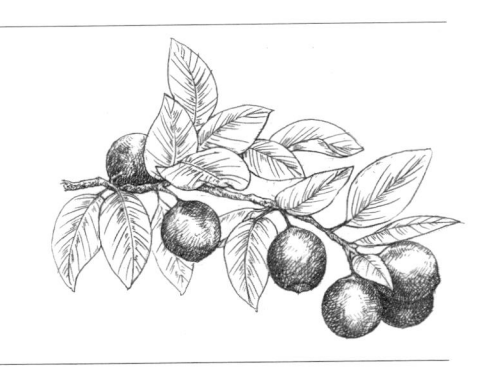

✤──植物としての特徴

タヒチやメキシコなど亜熱帯地方が原産国です。

果実はレモンに似ていますが、先端に突起がない丸い形をしています。果皮と果実の色が緑色です。

ライムは完熟すると黄色になりますが、果汁の酸味が抜けてしまうため緑色のときに収穫します。

皮はレモンより薄く、独特の苦味があります。

✤──精油の特色

爽やかでレモンに似たライトでフレッシュな香りですが、独特のビターテイストがあるおしゃれで都会的にも感じる香り。

✤──精油の安全性

敏感肌を刺激する可能性があります。

光毒性があるので注意しましょう。

水蒸気蒸留法で抽出されたライムには光毒性がなく、安全に使用できます。

♣──主な成分（効能）

リモネン……42.13%
　　消化促進作用、鬱滞除去作用、抗感染作用、血流促進作用、殺菌作用、
　　抗ウイルス作用、免疫刺激作用、肝臓強壮作用、腎機能強化作用

1,8-シネオール……16.31%
　　抗気管支炎作用、去痰作用、抗菌・抗ウイルス作用、免疫増強作用、
　　血行促進作用、知的能力・判断力・理解力を向上させる

ゲラニアール……7.02%
ネラール……4.21%
　　※2つ合わせてシトラール：昆虫忌避作用、活力増強作用、抗炎症作用、
　　鎮痛作用、結石溶解作用、抗ウイルス作用、抗真菌作用、消化促進作用、
　　抗菌作用、抗ヒスタミン作用、鎮静作用

$β$-ピネン……8.27%
　　抗感染作用、抗炎症作用、鬱滞除去作用、空気浄化作用

$α$-ピネン……2.32%
　　鬱滞除去作用、空気清浄作用、抗炎症作用、抗感染作用、消炎鎮痛作用、
　　免疫向上作用、抗菌作用、抗肥満作用

$α$-テルピネオール……1.78%
その他

　ライムは柑橘類の中でも、柑橘系特有のフレッシュさに加え、独特のビターテイストがあります。
　リモネンの含有率は、柑橘系の中では少なく、代わりに1,8シネオールも多く含み、呼吸器強壮や空気浄化にもよいです。かぜをひきやすい季節には空気をクリーンに保つことにも利用できます。
　アルデヒド類に属するシトラールも含み、殺菌、虫除け、肩こり改善にも一役買ってくれそうです。
　鬱滞除去、空気浄化の効能が期待できるピネン類も含むことから、身体的にはむくみにもよいでしょう。

46 ライム Lime

アロマテラピーの用途

♣──精神的アプローチ

　グリーン調の強いライムの香りは心をリフレッシュし、未来の夢の方向へと導いてくれる香りです。前を向かせるエネルギーが強く、気分が落ち込んだり精神的に疲れたときに有効です。

　どっぷり鎮静には向いていませんが、誰かに背中を押してほしい気持ちのときに向いています。

♣──身体的アプローチ

　消化器に対して、消化促進作用があります。胃腸が弱っているときや怠けた胃腸、便秘などのときには、腹部をトリートメントしましょう。多少リズミカルな刺激的なトリートメントに向いています。

　かぜや病後の回復が得意で、かぜのひきやすい時期や咳が出るときなどは、マートルなどとブレンドして芳香浴に使うのもおすすめです。

　老廃物を流す力があるのと、局所的な血行促進も得意なので、部分痩身などにもよいです。ローズマリー、パイン ニードル、コリアンダーなどとブレンドしたオイルで、セルライト除去も期待できます。

　ブレンドオイルをホームケアなどでも気になる患部にすり込むとよいでしょう。連続的にすり込むことによって、「体からいなくなれ〜」というメッセージが届くはずです。

　敏感肌を刺激するため、フェイシャルには向きません。

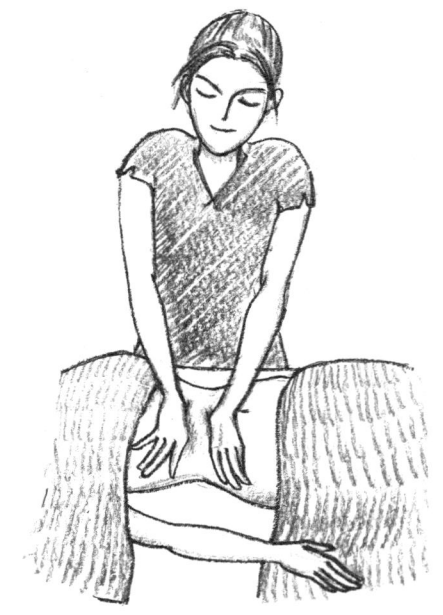

腹部へリズミカルで刺激的なトリートメント

精油の STORY

＊ライムにピッタリなあなたはこんな人

未来の可能性を
信じて行動する若者

　酸味を活かすために熟す前の青い実を収穫するライム。ビターテイストでもぎたてフレッシュなその香りは、熟したマンダリンが癒しの香りであるのとは対照的に、これから未来に向けて成長していく希望にあふれた若者のようなイメージをもつ精油です。

　日本ではスダチやカボスのほうが親近感がありますが、異国風なライムの香りは都会的なテイストをも感じさせ、トレンドな洋服をすてきに着こなす今を生きる若者のイメージです。これからどんな風に熟していくのか、夢や可能性にあふれた、とてもいい時期です。自分の可能性を信じて進んでいくライムですが、時折、未来に向けた自由な発想は、周囲の人には何を考えているのかわからない風変わりな人のようにも映ります。普通の人からは理解されにくいところがありますが、本人はそんなことはまったく気にせず、日々をポジティブにワクワク過ごしています。あまりマイナス面や後ろを振り向かないで、前を見てまっすぐに進んでいけます。

　苦みもあるフレッシュなライムの香りは、自分の中に眠る見えない可能性を思い出させ、気持ちを前に向かせてくれます。マンダリン レッドは嗅いだとたん、時間が止まって自分を見つめるような鎮静の香りですが、ライムは嗅ぐと気持ちが上を向き、リフレッシュし、気持ちにも動きを与えてくれます。自分で自分の限界を決めてしまったり、目の前のことを何のためにやっているのかわからなくなってしまったとき、未来を信じる前向きなパワーを与えてくれる精油です。

　足のむくみにもよいので、行動を邪魔する足の老廃物をきれいに流してくれます。本当に疲れているときには、逆に場違い的に感じてしまうことがあるかもしれません。一人になって落ち込みたいのに、「頑張ろう」と無理にいわれているような感じだからです。

　ライムは、若い人のためだけの精油と言いたいわけではありません。実際の年齢にかかわらず、心の若さを保ちたい人、自分を向上させ続けたい人に、特におすすめな野性味あふれるフレッシュな香りです。

●ライム

47 ラバンジン
Lavandin

精油の基本情報

精油名	ラバンジン
学　名	*Lavandula* × *intermedia* Emeric ex Loisel. 1828
科　名	シソ科
原産地	フランス・スペイン・ハンガリー・ユーゴスラビア・アルゼンチン
抽出部位	葉、茎、花の咲いた先端部分
抽出方法	水蒸気蒸留法

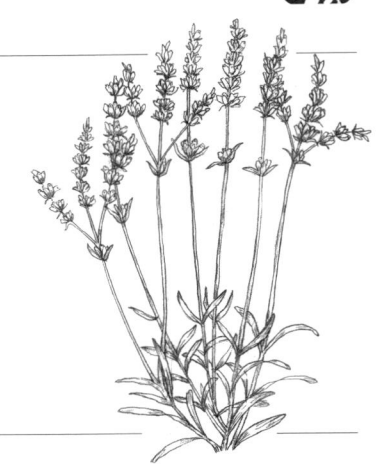

♣──植物としての特徴

学名の *hybrida*、*intermedia* は「交配した」「かけ合わせ」という意味で、その名の通り、真正ラベンダーとスパイクラベンダーの交配種（ハチの媒介による自然交配）です。

1,000m の高地に生育するラベンダーと、200～300m の地域に生育するスパイクラベンダーの中間である 800m の地域で栽培されます。真正ラベンダーやスパイクラベンダーよりもよく繁殖し、花の色は最も濃い紫色です。真正ラベンダーはシングルの茎をもち、スパイクラベンダーは茎が枝分かれする特徴をもっていますが、シングルと枝分かれの両方をもつのがラバンジンです。真正ラベンダーより大柄で精油の収油量もはるかに多いです。

♣──精油の特色

爽やかでカンファーとウッディ調のハーブらしい香り。真正ラベンダーをよりくっきりさせた香りで、カンファー臭はありますが、スパイクラベンダーほど鼻にツンとくる感じはありません。

♣──精油の安全性

安全性は高いですが、ラバンジンはカンファーを含むため、真正ラベンダーのほうが安全性は高いです。

✤──主な成分（効能）

酢酸リナリル……35.06％
　　神経バランス回復作用、抗炎症作用、鎮痛作用、抗菌作用、抗真菌作用、
　　抗ウイルス作用、血圧降下作用

リナロール……39.44％
　　鎮静作用、交感神経の興奮を鎮める作用、血流増加作用、抗鬱作用、
　　中枢神経抑制作用、抗菌・抗真菌作用、抗炎症作用、弱い局所麻酔作用

カンファー……6.36％
　　脂肪溶解作用、瘢痕形成作用、肝臓強壮作用、筋肉弛緩作用、
　　去痰作用、免疫賦活作用、駆風作用、鎮痛作用、抗炎症作用

1,8-シネオール……4.72％
　　抗気管支炎作用、去痰作用、抗菌・抗ウイルス作用、免疫増強作用、
　　血行促進作用、知的能力・判断力・理解力を向上させる

その他

　ラバンジンは、真正ラベンダーよりも、酢酸リナリルの含有率は少し低くなります。低いといっても、35％も含んでいますから、酢酸リナリルの鎮静作用は期待できます。
　抗鬱作用のリナロールも多く含むため、精神的な不安を取り去ることにも貢献してくれるでしょう。
　スパイクラベンダーの特徴でもある、カンファーやシネオールも少し含みます。
　リラックスのエステルやリナロール、リフレッシュすっきりのシネオールやカンファーを併せもつため、まさにリラックスとリフレッシュのあいのこのような印象の香りです。
　スパイクラベンダーと真正ラベンダーの子どもであることは、成分の構成比率からもわかります。
　真正ラベンダーよりも、すっきりとした香りも感じるため、真正ラベンダーよりも好きという方も少なくなく、使いやすい香りでもあります。

47 ラバンジン Lavandin

アロマテラピーの用途

✤——精神的アプローチ

　リラックス&リフレッシュさせてくれます。鎮静しすぎず、活性しすぎず、ちょうどよいバランスと自分にとって必要なほうに働いてくれるはずです。
　その証拠に、嗅いだときのメンタルの状態によって、ラバンジンはエステルを強く感じるときと、シネオールやカンファー臭を強く感じるときとに分かれます。強くキャッチしたほうの成分が必要なほうなのでしょう。
　鎮静効果は真正ラベンダーのほうが強いですが、精神をニュートラルな状態にしてくれる働きをします。「真正ラベンダーが苦手だけどラバンジンは好き」という方には鎮静効果が得られることもあります。
　自律神経のバランスを整えてくれる精油です。睡眠障害の際の芳香浴にもおすすめです。

✤——身体的アプローチ

　カンファー、シネオールを含むため、老廃物を分解し流すことが期待されるため、筋肉痛、リウマチ、肩こりなどに効果を発揮します。
　真正ラベンダーよりエステルが少なく眠くならないため、日中の使用にも向いています。
　かぜのひき始めなどにユーカリなどと合わせて、デコルテのケアを行ってもよいです。火傷のケアにもおすすめです。
　フェイシャルは、カンファーなどを含むため、男性の肌や丈夫な肌には使うことはありますが、女性の敏感肌や不安定な肌は、ラベンダーのほうが向いているでしょう。

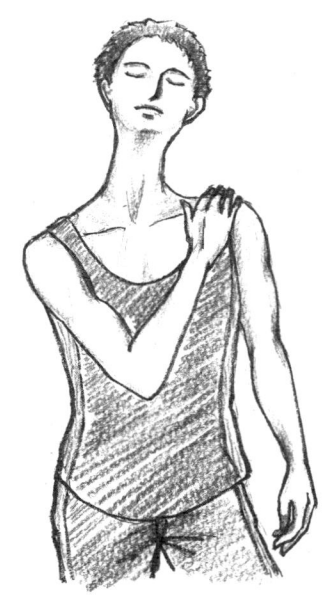

肩こりへのトリートメント

精油の STORY

＊ラバンジンにピッタリなあなたはこんな人

父と母の特性を併せもつ自由な子ども

　「真正ラベンダー」に対し、ときに「偽ラベンダー」という不名誉な名前で呼ばれることもあるラバンジン。「ヤバンジン」なんて失礼極まりない言われようだったときもあります。ラバンジンは、精油の量も豊富にとれるため真正ラベンダーの香りの補強に使用されていたこともありますが、実際は、ラベンダーとスパイクラベンダーの中間地点に位置し、ハチによって自然交配されて育った2人の子どもにあたるのがラバンジンです。ラベンダーの特性である1本の茎と、枝分かれしたスパイクラベンダーの茎の両方が混在し、両親それぞれの力を併せもっています。

　ラバンジンは、しがらみや先入観をもたず、のびのび振る舞う元気な子どもです。両親のよさをバランスよく引き継ぎ、落ち着きすぎず、はしゃぎすぎず、常に心をニュートラルな状態に保ち、あらゆる可能性を見据えてどこにでもシフトできる柔軟性をもっています。お父さんとお母さんのよいところを、それぞれいただいたのです。

　心が疲れてしまったとき、ラバンジンの香りに触れると、見えない鎖から解放されたかのようなリラックス感と、それまでのもやもやを消し去るようなリフレッシュ感がおとずれます。リラックスとリフレッシュの中間を起こすことができるのも、ラバンジンならではの特徴です。

　「リフレッシュしたいですか？」「リラックスしたいですか？」と聞かれたときに両方ほしいときがあります。また、リラックスとリフレッシュの中間くらいがいいと思うときがあります。「ゆっくりどっぷり休みたいけど、明日、朝早くから仕事があることを考えると、あまり鎮静してしまうのはこわい……。そう考えていると、鎮静もできず、またストレスがたまる」なんて頭で考えることが多い複雑な現代人は要望も欲張りです。リフレッシュできてリラックス状態がいいなんて、そんなあいまいなご要望に応えることができるのもラバンジンなのです。もうラベンダーの代役とは言わせません。

48 ラベンダー
True Lavender

精油の基本情報

精油名	ラベンダー
学 名	*Lavandula angustifolia* Mill. 1768
科 名	シソ科
原産地	フランス・スペイン・ハンガリー・ユーゴスラビア・アルゼンチン
抽出部位	葉、茎、花の咲いた先端部分
抽出方法	水蒸気蒸留法

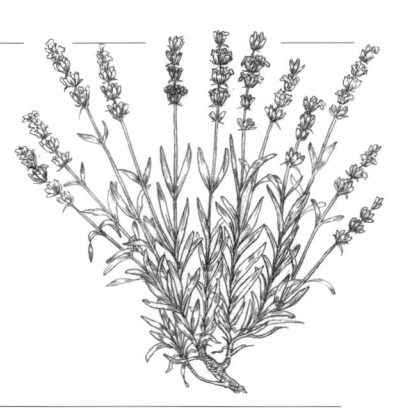

✣──植物としての特徴

　地中海地方に自生しているラベンダーは交雑種を生じやすい性質をもち、たくさんの種類があります。真正ラベンダーは標高1,000m以上の高地に生育しています。

　南フランス・グラースのラベンダー畑は、7月の満開時に出かけると美しい紫のグラデーションが見事です。花茎を伸ばして、その先端に穂状に小さな花をたくさん咲かせます。花同士が決して重なり合わないように平行して距離を保ちながら咲く姿から、ラベンダーの「バランスをとる」という性質がうかがえます。標高1,600m以上に育つラベンダーは、ハイアルト ラベンダー、プレミアム ラベンダー、ラベンダーAOCなどといわれ、より貴重なものとされています。

✣──精油の特色

　フローラルで、ウッディで、くっきりとしたハーブ特有の香り。ハイクオリティのラベンダーは、エステルが多い分、香りがやさしく、品がよい。鼻の奥にもたつく、もわっとするような湿度感が少ないです。

✣──精油の安全性

　非常に安全性が高い精油です。低血圧の方は連続使用に注意しましょう。

♣──主な成分（効能）

酢酸リナリル……38.43％
　　　神経バランス回復作用、抗炎症作用、鎮痛作用、抗菌作用、抗真菌作用、
　　　抗ウイルス作用、血圧降下作用

リナロール……23.61％
　　　鎮静作用、交感神経の興奮を鎮める作用、血流増加作用、抗鬱作用、
　　　中枢神経抑制作用、抗菌・抗真菌作用、抗炎症作用、弱い局所麻酔作用

シスオシメン……4％
テルピネン-4-オール……4％
酢酸ラバジュル……3.35％
その他

　ラベンダーの命は、酢酸リナリル。純粋な真正ラベンダーから抽出することはもちろんですが、収穫後、きちんと平等に陽の光に当てて乾燥させるプロセスをしっかりすることで、よりエステルの含有量が高い精油がとれるといわれています。手間暇をかけてこそ、真のラベンダーを得ることができるのです。

　混ぜ物が多いラベンダーだからこそ、本物の香りを知っておいていただきたいものです。成分表だけに頼るのではなく、自分の鼻でしっかりと嗅ぎ分けられるとよいですね。

　質のいい酢酸リナリルの含有率の高い精油ほど、エステルは、湿度に弱く、加水分解しやすいので、厳重に管理する必要があります。

　特にドロッパー部分についた精油は、劣化しやすいので、瓶から直接嗅ぐよりも、ムエットで中身の精油の香りをしっかりと確認する必要があります。

　最近では、ピュアナチュラルではなくなりますが、ラベンダー特有の鼻の奥にひっかかる湿度を感じる成分だけを抜いた精油もフランス・グラースでは注目されています。ラベンダーが嫌いな人でも受け入れやすくなるでしょう。

48 ラベンダー True Lavender

アロマテラピーの用途

✤──精神的アプローチ

　自律神経・精神のバランスを整えてくれる香りです。怒りを和らげ、疲労困憊、不安からくる不眠を回復に導きます。ラベンダーは代名詞のように「不眠に」といわれる精油ですが、私たち日本人にとっては、ラベンダーはどちらかというと異国の香りで、わが国になじみのある柑橘類のほうが落ち着いて眠れることも多いです。

　フランス・グラース産のラベンダーは、いい意味でよそものの香りで、異国文化のアロマを楽しんでいるプチ贅沢感を楽しめます。日常とは違うことをすることで癒される現代人にとってはやはり、スローライフを刻む南フランスの匂いが瓶から香ることでリラックスするのでしょう。

✤──身体的アプローチ

　「精油の中の万能薬」といわれ、多くのトラブルによい影響をもたらしますので、必ず持ち歩きたい1本です。血圧を下げて心臓を鎮静させます。痛みを和らげる効果も高く、捻挫、寝違い、リウマチなどに有効です。

　女性系トラブルなど全般に効果的ですが、妊娠初期は使用を避けましょう。火傷、皮膚の炎症やかゆみ、虫刺されなどにも使えます。特に火傷や虫刺されは、直後に塗布すると、火傷後に特有の刺すような痛みを避けることができますが、時間がたってしまうと効果が薄れます。ケガをしたときに回復を助けるラベンダーですが、外傷を治すだけでなく、一緒に傷ついた心を学名の「洗う」の通り、きれいに心の洗濯も一緒にしてくれていたのだと思います。

　オールスキンタイプのフェイシャルに使用できます。おすすめはラベンダー1 イランイラン1のフェイシャルブレンドは、至福のリラクゼーションをもたらします。濃度は0.5～1％濃度にしましょう。

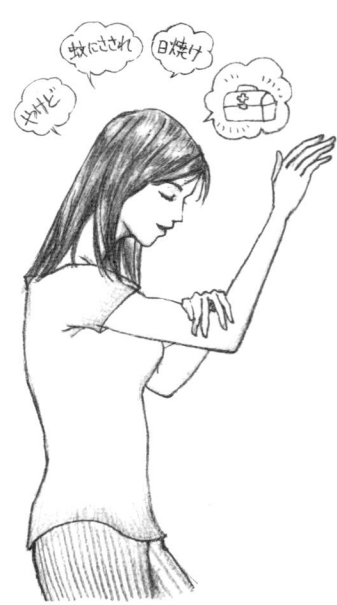

万能薬の真正ラベンダー

精油の STORY

＊ラベンダーにピッタリなあなたはこんな人

心身の傷を癒し、やさしく包み込む穏やかな母親

　アロマテラピーといえば、まずその名が上がるラベンダー。色の名前にもなっている美しい薄紫の花は、姿も香りも人を穏やかに癒してくれます。刺激も少なく、安眠や鎮静・鎮痛、傷や虫刺されなど幅広い用途に使うことができる万能精油です。

　人物イメージはもちろん、やさしいお母さん。傷ついた身体や心をやさしく癒し、心地よく眠りに誘ってくれる穏やかな女性です。

　フランスの標高1,600m以上の地に生育するハイアルト ラベンダーは最高級のラベンダーとして知られています。ハイアルト ラベンダーはエステルが多く、香りに透明感があり、やさしく品よく香ります。機械が入り込めないような聖地で育つ品格のある香りです。ラベンダーが苦手な人もぜひハイアルトを試していただきたいです。また、人知れぬ所にひっそり育つ原生種に近い「マザーラベンダー」と呼ばれるものがあります。マザーラベンダーはすべてのラベンダーの母といえるような存在。ラベンダーはその「母なる母」の娘であり、母から授けられた力を惜しみなく分け与えてくれます。

　ラベンダーの花同士の間に空間を保ち浮かぶように咲く姿は、何に対してもバランスを整えることが得意な精油の特徴がそのまま生きている姿にも反映されています。実際に、精油は自律神経のバランスを整えたり、ストレスで水分や皮脂のバランスが崩れた肌コンディションを落ち着かせるのが得意です。人間関係においても人と適度な距離を保ちながら上手に付き合うバランス感覚を表しています。万能精油といわれ、温かく何でも受け止めてくれますが、子どもをきちんと自立させてくれるすばらしいお母さんです。

　子どもを愛しながらもベタベタと甘やかすことなく、のびのびと育てながら必要なときにそっとサポートする、ゆったりとした愛を感じさせてくれるアロマです。アロマ界のマザーでもありますね。

49 レモン
Lemon

精油の基本情報

精油名	レモン
学　名	*Citrus × limon* (L.) Burm.f. 1768
科　名	ミカン科
原産地	アメリカ・イタリア・スペイン・イスラエル
抽出部位	果皮
抽出方法	圧搾法

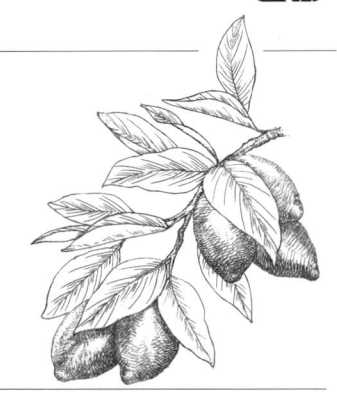

✣──植物としての特徴

インド北部を原産とするミカン科の常緑木。枝には刺があり、木は3mほどの高さになります。

白やピンクの花を咲かせた後、ラグビーボール型の実をつけます。先端に乳頭と呼ばれる突起があり、熟すにつれて緑色から黄色へと変化します。

天候不順などが原因で開花が遅れない限り、1年じゅう実をつけます。

成木からは年間1,000〜2,000個のレモンがとれることもあるくらい生命力にあふれています。

✣──精油の特色

フレッシュで酸味をも感じる鋭いシトラスの香りです。

嗅ぐと、たちまち脳にエンジンがかかるような爽快感がきます。

✣──精油の安全性

敏感肌を刺激する可能性があります。

また、光毒性があるため使用時間や使用部位に注意が必要です。

✤──主な成分（効能）

リモネン……67.10％
　　消化促進作用、鬱滞除去作用、抗感染作用、血流促進作用、殺菌作用、
　　抗ウイルス作用、免疫刺激作用、肝臓強壮作用、腎機能強化作用

β-ピネン……11.51％
　　抗感染作用、抗炎症作用、鬱滞除去作用、空気浄化作用

γ-テルピネン……9.22％
　　抗感染作用、鬱滞除去作用、静脈強壮作用、抗炎症作用、空気浄化作用

α-ピネン……1.85％
サビネン……1.80％
ゲラニアール……1.50％
　　昆虫忌避作用、活力増強作用、抗炎症作用、鎮痛作用、結石溶解作用、
　　抗ウイルス作用、抗真菌作用、消化促進作用、抗菌作用、抗ヒスタミン作用、
　　鎮静作用

その他

　甘いリラックスの強いオレンジに比べると、レモンは爽快でフレッシュな香りです。
　レモンは柑橘類特有成分であるリモネンが、オレンジ スイートに比べると少ないです。
　その代わりに、β-ピネンや、γ-テルピネンが多くなり、身体においては、鬱滞除去作用が期待でき、むくみなどに使われます。
　局所的に滞っているところを流すのも得意です。
　空気では浄化作用があり、かぜのひきやすい季節の芳香浴によいでしょう。
　アルデヒド類のゲラニアールも少量ですが含むため、虫除けにもよいです。
　殺菌作用も柑橘類の中では断トツに期待できます。

49 レモン Lemon

アロマテラピーの用途

♣──精神的アプローチ

リフレッシュ効果が高く気分転換におすすめの精油です。明確さと理解力をもたらします。

今、目の前にあることに集中したいときや、ここぞとやる気を出したいときに、バジルやローズマリーなどと合わせて芳香浴するとよいでしょう。

♣──身体的アプローチ

白血球を刺激し、免疫を強壮します。

弱っているときに、デコルテや腹部のトリートメントをするとよいでしょう。鬱帯を除去するため、むくみ、セルライトにもおすすめです。止血作用があり鼻血をとめる効果があるといわれています。実験したことはありませんが、もし行うなら、鼻の付け根部分に冷湿布で使用したり、ティッシュに原液をアルコールと水で薄めたものを少しつけて突っ込むとよいのかもしれません。

敏感肌を刺激するためフェイシャルには向きませんが、死んだ皮膚細胞を取り去り、爪や肌にツヤを起こす効果があり、うおのめ、いぼなどに使えます。ティートリーなどとブレンドしたオイルを塗布するとよいでしょう。光毒性にさえ気をつければ、ネイルオイルにブレンドし、塗布すると爪に輝きが出ます。

また、室内の空気清浄や感染症の予防にも使用されています。

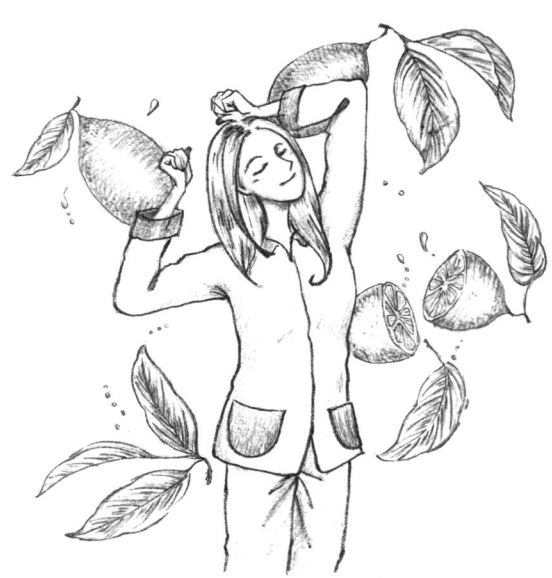

空気をキレイに！ 感染病の予防にもGOOD！

精油のSTORY

＊レモンにピッタリなあなたはこんな人

目の前のことに全力で取り組む元気な若者

　フレッシュな香りと強い酸味で人を元気づけるレモン。1本の木に数えきれないほどの実をつける生命力パワーにあふれた植物です。

　イメージは、目の前のことに常に一生懸命取り組む、健康的な若い女性。気持ちの切り替えも早く、失敗してもクヨクヨせずにどんどん前に進んでいきます。人を励ましながら自分も頑張る、部活動のマネージャータイプかもしれません。彼女がやってくるだけで、その場がリフレッシュされるような爽やかなオーラをもっています。そういえば、部活のマネージャーはよく輪切りレモンのハチミツ漬けをつくってくれていました。機能的に乳酸などの老廃物を処理しやすくするだけではなく、レモンのアロマ効果もあったのかもしれませんね。

　レモンはデトックス効果も高く、精神的なストレスからリフレッシュし、むくみなどを排出してくれる作用があります。

　レモンは、日々の行動の積み重ねが将来の成功や夢の実現につながることを本能でキャッチします。先のことをじっくり考えるような計画性はありませんが、今の時点で最善と思われる行動を即時に判断し、すぐに実行に移すスピード感が持ち味です。失敗を恐れてなかなか動けない人に、ほどよい刺激を与えて行動を促してくれます。まずは今できること、そして明日のことを考えます。目の前のことを一つずつこなしていけば、いつの間にか未来に立っている、ということが当たり前にできる人です。「今やらなくて、いつやるの？」がレモンのモットーなのです。頭で考えすぎて立ち止まるどころか、後ろに下がっていってしまう人はレモンのフレッシュで前に進む力を借りましょう。未来への背中を押すレモンとライムの組み合わせもよいでしょう。

　血行を促進する、空気を清浄化するなど、「ここぞ」というときにおすすめの、即効性のある精油の一つです。

50 レモングラス
Lemongrass

精油の基本情報

精油名	レモングラス
学 名	*Cymbopogon citratus* (DC.) Stapf 1906; *Cymbopogon flexuosus* (Nees ex Steud.) Will. Watson 1882
科 名	イネ科
原産地	インド・ブラジル・西インド諸島・スリランカ・中国・グアテマラ・ネパール・インドネシア・オーストラリア・ブータン・エジプト
抽出部位	葉
抽出方法	水蒸気蒸留法

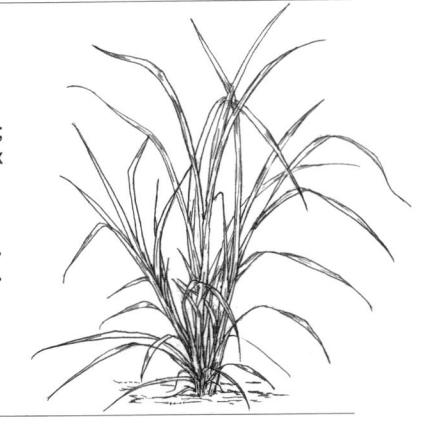

✤──植物としての特徴

　姿形は、イネやススキに似ています。高温多湿の日本でも、簡単に育てることが可能です。垂れ下がった葉で手を切らないように気をつけてこすると、強いレモンの香りが植物の状態からも確かめられる芳香性の熱帯植物です。

　ハーブティーとしても人気です。非常に生命力が強く、植えてから6ヵ月後には収穫できます。刈った後は精油の収量を増やすため、数日間放置して乾燥させた後、水蒸気蒸留します。

　レモン様の香りをもち、主成分のシトラールが多いものが高品質とされます。

✤──精油の特色

　爽やかなレモンの香りに似ていますが、それに土と草の重いまったりとしたものが入り混じった香り。

　レモンよりも強烈でインパクトがあり、鼻にまとわりつく香りが苦手な人も多い。

✤──精油の安全性

　刺激が強いため、敏感な肌を刺激することがあります。
　少量での使用を心がけましょう。

♣──主な成分（効能）

ゲラニアール……41.45%
ネラール……31.07%
　※2つ合わせてシトラール：昆虫忌避作用、活力増強作用、抗炎症作用、鎮痛作用、結石溶解作用、抗ウイルス作用、抗真菌作用、消化促進作用、抗菌作用、抗ヒスタミン作用、鎮静作用

酢酸ゲラニル……3.77%
　抗炎症作用、交感神経の興奮を抑えイライラを鎮める

ゲラニオール……3.87%
リモネン……1.60%
カリオフェレン……1.03%
その他

　レモングラスの特徴は、何といってもシトラール。これはゲラニアールとネラールを合わせて、そう呼びます。
　アルデヒド類ですので皮膚刺激が心配されますが、昆虫忌避や、抗ウイルス・真菌など、各種感染症などさまざまな効果が期待できます。
　シトラールが多いものほど高品質といわれています。
　強い消毒作用があるため、各種感染症にもよいです。
　水虫の治療に、シダーウッドやティートリーなどと足浴、塗布として使用します。
　虫刺され、水虫、ひどいにきびにもよいですが、敏感肌を刺激するので注意が必要です。
　フェイシャルには使用しません。
　虫よけ、デオドランド剤としても有効です。

50 レモングラス Lemongrass

アロマテラピーの用途

♣――精神的アプローチ

　動きだすエンジンにストップをかけていたマイナス感情を砕くように、神経を強化してくれます。
　強烈で鮮明なレモンを強くしたような香りを嗅ぐと、ぼーっとしていた頭にエンジンがかかってやる気を起こす香りです。スペアミントなどとブレンドして、1～2％濃度でスプレーをつくって使うとよいでしょう。

♣――身体的アプローチ

　夏バテなどで食欲がない、やる気がない、胃腸が弱ったときに、ペパーミントやベンゾイン、ジンジャーなどとブレンドして、みぞおちの太陽神経叢を温めましょう。力が底からみなぎってくる感じがします。乳酸を除去し、循環を刺激し、筋肉の疲労を取り去ります。筋肉痛や肩こりに効果を発揮します。僧帽筋や大腿部の筋肉など、大きな筋肉にアプローチするとよいでしょう。あまり精神的アプローチは得意でありませんが、肉体労働の方やスポーツ選手の肉体疲労を取り去るのは得意です。
　子宮強壮刺激をするので、妊娠中はNGですが、なかなかこない生理や、出産時には使用できます。また、女性の母乳の出をよくするともいわれていますので、バストマッサージにもよいです。

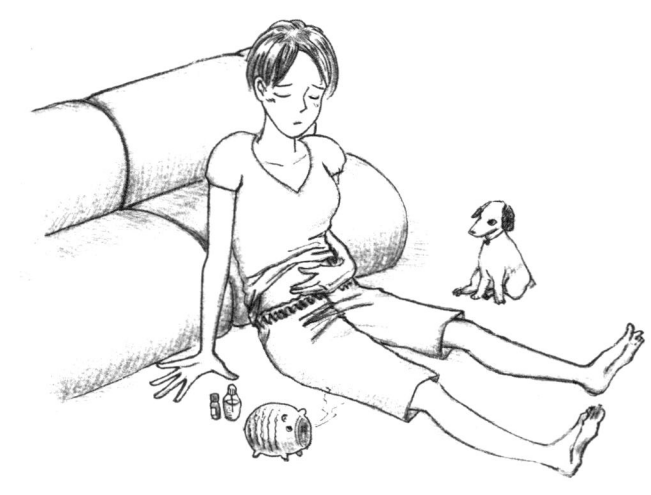

肉体疲労に一役買ってくれる！

精油の STORY

＊レモングラスにピッタリなあなたはこんな人

いざというときに助けてくれる 正義のヒーロー

　名前からも想像できるように、レモンに似たフレッシュな香りを放つレモングラス。細くすっきりとした葉の姿からはジーンズの似合う気取らない青年を思わせます。トムヤンクンなどのタイ料理に使われる葉で、鼻に強烈な青臭さを残す精油を香りの面から考えると、ワイルドな男臭さも併せもっているといっていいでしょう。
　レモングラスは、しっかりと地中に根を張る力強さをもっています。人と同じ生活を送りながら普段から身体を鍛え、いざというときに必殺技で助けてくれる変身ヒーローのようなキャラクターです。虫などの敵を寄せつけないよう、いつも周囲を見守っています。

　身体が疲れ果てたり衰弱してピンチに陥ったとき、レモングラスがシトラールの必殺技で回復を助けてくれます。ただし、こちらが明確に助けを求めないと気づいてくれないところがあり、ピンチを迎えた本人が自覚していない精神的な疲労などにアプローチすることは少々苦手です。微妙な女心に鈍感な男性のようです。また、適量にしておかないと刺激が強すぎます。

　精神的な感情や、複雑な感情がからむ体の疲労、特に女性の痛みやこりは複雑です。そんな症状には、レモングラスだけでなく、精神へのアプローチ性の高いものと組み合わせたり、女子を癒す力が強いメイチャンと組み合わせるとよいでしょう。悩みや迷いは本人の中で明確にすることから解決に向かうことがあります。レモングラスは、その強烈で鮮明な香りのアプローチで、言葉にできないもやもやした悩みを口に出してみることを促します。

　人に言えることなら話すだけでも楽になることを知っているレモングラス。少し荒療治なところもありますが、心の中の敵とも戦ってくれる頼りになるスーパーヒーローです。

51 レモン ユーカリ
Lemon Eucalyptus

精油の基本情報

精油名	レモン ユーカリ
学　名	*Corymbia citriodora* (Hook.) K.D. Hill & L. A.S. Johnson 1995
科　名	フトモモ科
原産地	オーストラリア
抽出部位	葉、枝先
抽出方法	水蒸気蒸留法

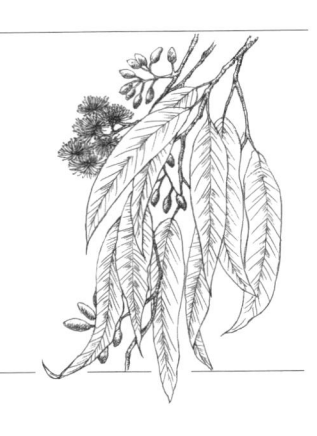

♣──植物としての特徴

およそ600種類以上あるといわれるユーカリの種類の一つになります。

ユーカリの仲間です。葉はユーカリ同様、生長によって形を変えていきますが、ユーカリと違うのはのこぎり状の葉をこするとレモンに似た独特の香りがすることです。

13ヵ月ほどの若い葉のほうが精油の含有率が高いとされています。

♣──精油の特色

レモン ユーカリという名前から、レモンとユーカリをブレンドしたような香りを想像させられます。

レモンというより、シトロネラに近く、ユーカリのように鼻に抜けるすうーっとした感じが最初の一嗅ぎのときに一瞬感じます。

最初の強いリフレッシュの後、静かな落ち着きが時間差で、出てきます。

♣──精油の安全性

アルデヒドによる皮膚刺激がある場合があり、注意が必要です。

✤──主な成分（効能）

シトロネラール……77.72%
　　　抗炎症作用、鎮痛作用、殺虫作用

シトロネロール……9.20%
　　　抗感染作用、免疫向上作用、強壮作用、鎮静作用、筋肉弛緩作用、
　　　収れん作用、血行促進作用

酢酸シトロネリル……3.43%
イソプレゴール……2.28%
リモネン……1.20%
シトロネラ酸……0.91%
p-シメン……0.90%
リナロール……0.89%

　レモン ユーカリは、ユーカリの1種ですが、ユーカリを代表するユーカリ グロブルスの精油とは成分構成はずいぶん変わります。
　ユーカリ グロブルスの特徴成分である1,8-シネオールは含みません。
　レモン ユーカリには、70%以上含むアルデヒド類のシトロネラールです。
　シトロネラールは抗炎症作用が期待でき、筋肉の炎症に有効的です。
　スポーツ後の筋肉痛や、筋肉疲労のマッサージに使われるのは、この成分を豊富に含むからです。
　また、シトロネラールだけではなく、シトロネロールや、エステル類の酢酸シトロネリルも含むため、レモン様の強烈な香りの後から、甘いアンダートーンがおとずれます。
　激しいスポーツの後、戦いのアドレナリンを徐々にクールダウンさせ落ち着きを取り戻してくれます。蓄積した老廃物を流してくれるので、スポーツ選手のために生まれてきたような精油です。

51 レモンユーカリ Lemon Eucalyptus

アロマテラピーの用途

♣──精神的アプローチ

　リフレッシュの後、少し遅れて、落ち着いたアンダートーンの香りが高ぶりすぎた神経を鎮めるため、落ち着いて集中したいときによいです。
　スポーツ競技前などにも、ほどよく緊張をほぐし、集中力を高めてくれます。精神アプローチを強化するためには、それを得意とする精油とブレンドしたほうがよいです。

♣──身体的アプローチ

　シトロネラールの抗炎症作用と鎮痛作用により、肩こり、筋肉痛、腰痛などをはじめとする筋肉の炎症に向いています。体力を増強する助けになる精油です。
　運動を職業としている方たちの体のメンテナンスにも有効的です。ブラックペッパーやタイムなどの鎮痛効果のある精油と合わせてブレンドしたものを、背中や大腿部の大きな筋肉に対して塗布マッサージするとよいでしょう。
　スポーツ選手の競技前の集中と落ち着き、そして筋肉を柔軟に動かすために、ポンプのふくらはぎへのトリートメントがおすすめです。
　また、防虫効果が高いため、虫よけなどにも使用されます。
　刺激が強くフェイシャルには向いていません。

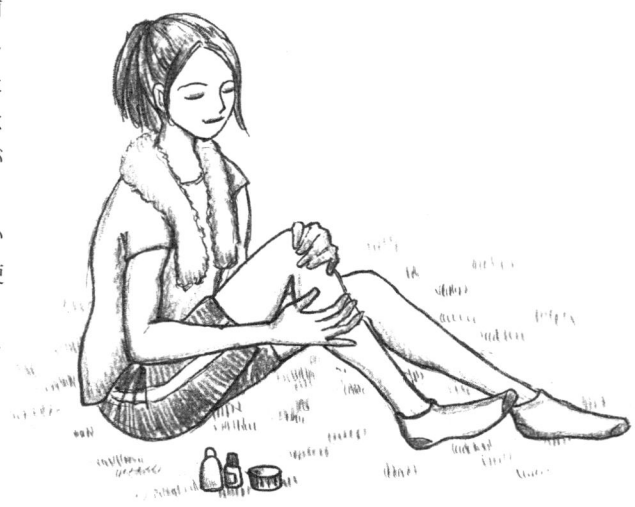

肩こり、筋肉痛、腰痛などの炎症に

精油のSTORY

＊レモンユーカリにピッタリなあなたはこんな人

体を動かすことが大好きで、心もピュアな青年

　ユーカリの一種で、広大な大地でのびのびと成長する植物です。ユーカリと違うのは、葉からはレモン様の香りがすること。その由来で、英名ではLemon-scented eucalyptusともいわれています。

　レモン ユーカリというくらいなので、レモンとユーカリをブレンドしたような香りというイメージがありますが、実際のレモン ユーカリ精油の香りは、最初の一嗅ぎはシトロネラやレモングラスに近く、強いリフレッシュの香りの後に、遅れてエステルやシトロネロールのやさしい香りも届くところが、ユーカリの精油とは違います。

　レモン ユーカリの主成分のシトロネラールは、虫除け効果が高く、スプレーや芳香剤に使われたり、筋肉の抗炎症剤として、スポーツマッサージや疲労回復には欠かせない精油です。

　そんなレモン ユーカリは、体を動かすことが生きがいで、どんなに忙しくても、ジムに行き、汗をかき、多少のストレスがたまっても、体を動かせば、ストレスは解消できると心から信じているピュアな青年。悪い虫を寄せつけない成分をもつ背景には、普段から規則正しい生活習慣を送り、健康管理に十分気をつけているため大きな病気やかぜとも無縁です。精神状態が健康なため、免疫力も高いです。

　弱者にもやさしい言葉をかけてくれますが、やや精神の根深いところに気がつくのは苦手なので、病んでいる人にも「体を動かせば、嫌なことは忘れてしまうよ」とごもっともですが、空気の読めないアドバイスをしてしまうこともたまに。

　ただし、じっくり話を聞いてくれて、フォローの言葉も忘れないので、本当に病んでいた人も「少しは見習ってストレッチくらいしてみようかな」と止まっていた心が動きだすのも、レモン ユーカリの強いリフレッシュ感と、後でおとずれる癒しの香りの効果が起こす結果です。

　精神の深いところにアプローチするには、レモン ユーカリ単体よりは、精神アプローチが得意なゼラニウム、ラベンダー、プチグレン、マンダリン レッドなどとブレンドするとよいでしょう。これらをレモン ユーカリの彼女にしたら、お互い足りないところを補えるベストカップルになるでしょうね。

52 ローズ アブソリュート
Rose, Cabbage

精油の基本情報

精油名	ローズ アブソリュート
学名	*Rosa × centifolia* L. 1753
科名	**バラ科**
原産地	**フランス・モロッコ・トルコ**
抽出部位	**花**
抽出方法	**溶剤抽出法**

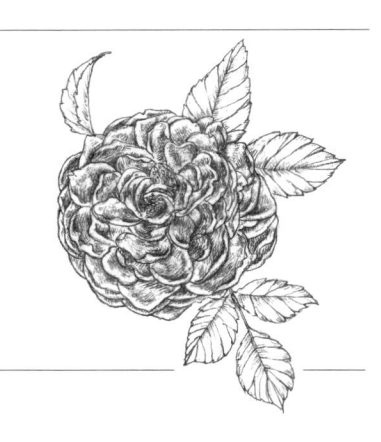

✤──植物としての特徴

　ローズ アブソリュートは、ダマスク ローズやキャベッジ ローズのバラを溶剤抽出法で抽出した精油をさします。ほとんどのローズ アブソリュートは、ダマスク ローズから抽出されます。ここではキャベッジ ローズについて書きます。キャベッジ ローズは、ローズ ドメ（5月のバラ）といわれます（5月に採取されるため、この名前がつけられました）。キャベッジ ローズの学名の *centifolia* は「100枚の花弁」という意味の学名の通り、大輪で八重咲きのバラは鮮やかな花弁を幾重にも重ねています。キャベッジの名前とおり、キャベツのように丸く、厚みがあって、花びらの巻きが激しいので、ゴージャス感が増します。ダマスク ローズよりも、茎の棘が少ないのも特徴です。アブソリュートは、溶剤抽出法により得られます。アブソリュートのほうがダマスク ローズ精油よりも安価になります。

✤──精油の特色

　ローズ オットーが透明に近いのに対し、淡い黄色やオリーブイエローの液体。ローズ オットーよりも、深みがあり、芳醇で濃厚な香りです。低温でかたまる性質があります。

✤──精油の安全性

　通経作用があるため、妊娠中の使用はできません。溶剤を使用するため、アブソリュートはトリートメントに使用しないセラピストもいます。

✤──主な成分（効能）

フェニルエチルアルコール……48.76％
　　収れん作用、抗炎症作用、抗痙攣作用、多幸感作用、
　　精神的な痛みや不安の鎮静

シトロネロール……22.58％
　　抗感染作用、免疫向上作用、強壮作用、鎮静作用、筋肉弛緩作用、
　　収れん作用、血行促進作用

ゲラニオール……12.60％
　　抗感染作用、免疫向上作用、強壮作用、鎮静作用、皮膚弾力回復作用

ネロール……8.12％
　　強壮作用

　バラの純粋な香気成分は、ローズ アブソリュートに多いフェニルエチルアルコールといわれています。
　水蒸気蒸留法の抽出では、熱に弱い成分のため、多くの抽出が難しいのですが、溶剤抽出法から抽出されるアブソリュートには、多く含まれます。
　ローズ アブソリュートの香りは、フェニルエチルアルコールのもつ香りの特徴から芳醇なバラ本来のクラシカルで深みのある香りで、香りを生かす香水などに大変向いています。
　石油エーテルなどを使って抽出するアブソリュートは、トリートメントには使用しないアロマセラピストも多いです。
　香りは深みがあり、大人びていますが、瓶を開けたときに、ふわーっとエレガントにフローラル感が広がるのは、ゲラニオールやシトロネロールが多いローズ オットーのほうです。香りは、ローズ アブソリュートより、ローズ オットーのほうが好きという女性も少なくありません。
　女性はバイオリズムによっても、どちらが好きかは変わるので、そのときどきの精神状態に合うほうを選んでもよいですね。

52 ローズ アブソリュート　Rose, Cabbage

アロマテラピーの用途

✣──精神的アプローチ

　女性観を肯定し、自信をもたせてくれる香りです。女性としての喜びを思い切り味わうことを助けてくれます。特別なデート、結婚式、出産などの女性の一大イベントに最大の力を発揮してくれる、女性を主役にしてくれる香りです。

　ローズ オットーよりも大人な女性の香りです。

　年齢を重ねるごとに失ってしまう女性としての否定的な気持ちを抑え、女性としての喜びを再認識させてくれます。

　更年期特有の感情にも作用してくれます。

✣──身体的アプローチ

　女性ホルモン調節作用があり、更年期障害、PMS、月経不順、月経痛、出産時等、あらゆる女性系トラブルに有効です。便秘にも効果的です。

　溶剤抽出法で抽出されるローズ アブソリュートは、フェイシャルにはあまり使用されません。

　ただし、その芳醇な香りと成分的には、フェイシャルへの効果も期待できるため、0.5％でパッチテストをしてから行うとよいでしょう。

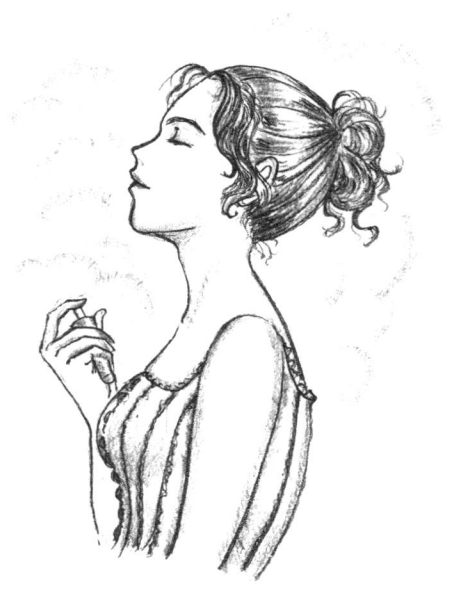

ローズミストや香水でうっとり気分に！

精油の STORY

＊ローズ アブソリュートにピッタリなあなたはこんな人

女性であることを謳歌する ゴージャスな美女

　キャベッジ ローズは「百枚の花弁」の意味をもつ大輪の華やかなバラです。その圧倒的な存在感は圧巻です。ヨーロッパでは香水の原料として栽培され、溶剤を使い熱を加えずに得る精油は濃厚なバラの香りが味わえます。

　天然にこだわるセラピストの中にはトリートメントに使用しない方もいらっしゃいますが、香りについては誰もが認めるすばらしい芳醇さと深さをもっています。

　バラの原生種に近いダマスク ローズを純粋な少女とすると、キャベッジ ローズはゴージャスな大人の美女。女性であることを全面的に肯定し、「主役」として人生を謳歌する女王のイメージです。年齢を重ねてこそ出てくる女性の美のオーラをまとっています。

　クラシカルで、ゴージャスなキャベッジ ローズの姿は、ドレスアップが似合う、どこに行っても「主役」としてその時間と空間を味わい尽くす力をもっています。華やかなパーティなどでは自分に自信をもてないとその場を十分に楽しめず、堂々と振る舞えないものですが、キャベッジ ローズからとれたローズ アブソリュートの香りはスペシャルな場にふさわしい自分になれるよう、その華やかな香りでバックアップしてくれます。香りはアクセサリーのように、その香りに包まれるだけで、きらびやかに自分を演出してくれます。パーティ会場に踏み入れる前にこのローズの香りを嗅ぐと、少し緊張した自分を落ち着かせ、よい緊張感がもたらされ、背筋がぴんと伸び、自信をもたせ、堂々としたオーラでレッドカーペットを歩けるような気持ちにさせてくれます。たとえ黒いシンプルなイブニングドレスでさえ、ローズ アブソリュートの香水を身にまとえば、周りの人たちを魅了すること間違いないでしょう。キラキラオーラをイラストで書くときのまさにあの絵にふさわしい香りです。

　結婚式など、自分がスポットライトを浴びて「主役」になるときにぴったりなアロマです。

53 ローズ オットー
Rose, Damask (rose otto)

精油の基本情報

精油名	ローズ オットー
学　名	*Rosa* × *damascena* Mill. 1768
科　名	バラ科
原産地	ブルガリア・モロッコ・トルコ
抽出部位	花
抽出方法	水蒸気蒸留法

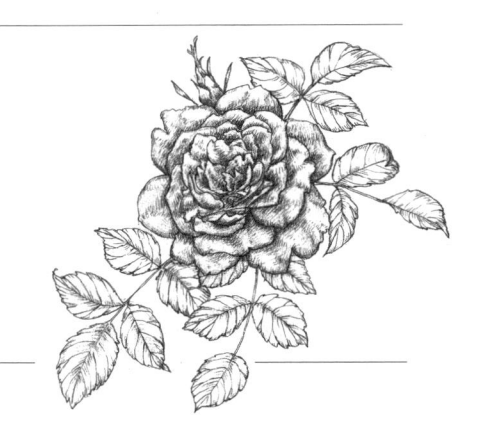

✤──植物としての特徴

　ローズ オットーは、ダマスク ローズや、キャベッジ ローズから水蒸気蒸留法で抽出した精油をさします。ここではダマスク ローズについて説明します。

　ダマスク ローズは、キャベッジ ローズに比べて花びらの数が少ないのが特徴です。花びらの数は少ないですが、棘の数はキャベッジ ローズより多いです。

　ブルガリア、トルコ、フランス、モロッコが世界４大バラ産地になります。ピンクの美しい花びらは、見た目は繊細ですが案外強く、握りしめても壊れにくいです。収穫時期は５月の初旬で、咲いている期間は約２週間です。職人の手で摘み取ります。バラの産地では、バラを一輪眺めるよりも、バラが広大な大地に点在している姿は野性味にもあふれています。

✤──精油の特色

　大変豊かで深く甘い、フローラル調の香り。ふわーっと鼻先に広がりやすく、鼻の中にゴージャス感が広がるのが特徴です。低温で固まる性質があります。

✤──精油の安全性

　通経作用があるため、妊娠中の使用はできません。パルマローザやゼラニウムなどの偽和精油に注意しましょう。

✤──主な成分（効能）

シトロネロール……35.18％
　　抗感染作用、免疫向上作用、強壮作用、鎮静作用、筋肉弛緩作用、
　　収れん作用、血行促進作用

ゲラニオール……19.00％
　　抗感染作用、免疫向上作用、強壮作用、鎮静作用、皮膚弾力回復作用

ネロール……8.60％
　　強壮作用

フェニルエチルアルコール……1.43％
　　収れん作用、抗炎症作用、抗痙攣作用、多幸感作用、
　　精神的な痛みや不安の鎮静

　ローズ オットーは、ローズ アブソリュートには多いフェニルエチルアルコールの含有量は少なく、代わりに、シトロネロールとゲラニオールを多く含みます。
　シトロネロールは、上に立ちのぼる香りで、ローズ オットーの香りを嗅いだときのすっきりとした、ライトでエレガントな香りの骨格をつくっています。
　瓶を開けたときに、ふわーっと鼻に広がる、幸せなフローラル感をつくっている成分です。
　どちらのバラが好みであるかは、個人差がありますし、女性はバイオリズムによっても好みは変わります。
　シトロネロールや、ゲラニオールは、女性としての幸せを高める香りの効果以外にも免疫力を高めたり、心身を強壮する作用もあります。
　全身トリートメントにローズを使うのは贅沢ですが、ローズの全身トリートメントを受けると、気持ちが幸せに満たされ、次の日から、ストレスに負けない、強い心と体をつくることを助けます。
　フェイシャルに使用すると、ストレスに負けない、強い、弾力のある肌になり、女性らしいきめ細やかで、美しいお肌に導くことができます。

53 ローズ オットー Rose, Damask (rose otto)

アロマテラピーの用途

✣──精神的アプローチ

　女性観を肯定し、自信をもたせてくれる香りです。女性としての喜びを思い切り味わうことを助けてくれます。特別なデート、結婚式、出産などの女性の一大イベントに最大の力を発揮してくれ、女性を主役にしてくれる香りです。

　女性として最高の瞬間を迎えたいときには、横に必ずいてほしい香りです。

　入浴に使用し、気分はクレオパトラでゆったりお風呂に浸かり、ラグジュアリーな時間をつくるとよいですね。

✣──身体的アプローチ

　女性ホルモン調節作用があり、更年期障害、PMS、月経不順、月経痛、出産時等、あらゆる女性系トラブルに有効です。女性生殖器にかかわるパーツ、背骨、仙骨、腸骨ライン、くびれライン、デコルテなどに贅沢にケアしましょう。

　実は便秘にも効果的で、スイートマジョラムなどと合わせて、「の」の字マッサージもよいです。

　フェイシャルに使うには最高の精油で、老化肌・乾燥肌・敏感肌などのキメを整え、ハリをもたせ、肌をひきしめ、炎症を鎮めてくれます。特に鼻に近いフェイシャルではバラの香りをゆったりと楽しめ、お姫様気分のように肌への効果だけではなく、脳へのアプローチにより、幸せホルモンがたっぷり出ることでの相乗効果として肌がふっくらもちもち肌へ変身します。

　月見草オイルと使用するとさらによいでしょう。

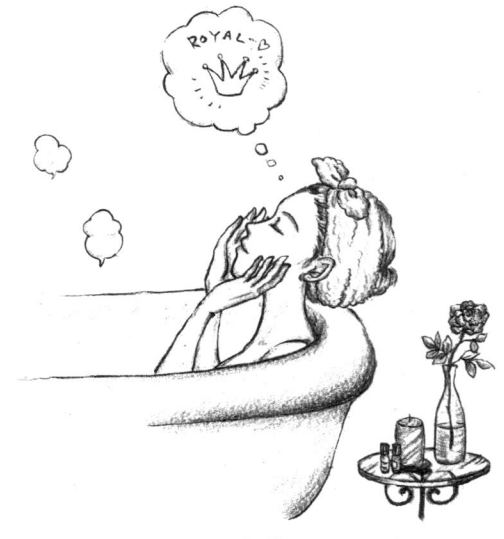

お風呂にいれて気分はクレオパトラ

精油の STORY

＊ローズ オットーにピッタリなあなたはこんな人

女性として生きる喜びに
あふれた純粋な少女

　原生に近いバラであるダマスク ローズからとれるローズ オットー。初々しいピンク色の花を咲かせ、美しく純粋な乙女の姿を思わせます。あのマリー アントワネットもダマスク ローズを愛し、より美しくするために交配して楽しんだといわれています。一輪で見るとゴージャスなイメージですが、ブルガリアの谷に点在して咲くダマスク ローズは、どちらかというと野生を強く感じさせます。

　空気の澄んだ美しい環境の中で太陽の光を浴びて育った少女は、人生を肯定し、特に女性であることの喜びに迷いがありません。瓶からひと嗅ぎしたとたん、鼻の奥にふわーと広がる幸せいっぱいのフローラルな香りは女性としての人生を謳歌することを助け、女性としての自信をもたせてくれます。

　たった1滴の精油を得るために、30〜50本もの花を必要とし非常に希少価値が高いですが、作用も強力で、特にフェイシャルに高い効果を発揮します。1滴をビーカーに落としたとたん、目をつぶると、それは両手に抱えきれないほどのバラの花束を持ったときの喜びと同じ香りが広がります。大好きな人からバラの花束を受け取るのは女性にとって憧れですが、一瞬にして女性を幸せにしてしまうバラの魔法は、香りに包まれただけでお手入れしなくても、肌が内側からきれいになってしまうのです。すばらしい香りに包まれながら受けるフェイシャルトリートメントは、幸せな気持ちを高めてくれる上に、炎症を鎮め、ハリや潤いを与え、キメを整えてくれます。人生で一度はローズフェイシャルを体験すべきです。

　自らの女性性に違和感をもっていたり、自信がなく受け入れられないとき、何となく女性性の部分を失っていくのではないかというおそれがあるとき、ローズ オットーの香りを必要以上に拒絶したくなることもあるようです。やがて、この香りが素直に受け入れられるようになったとき、自らを縛る思いから解放され、女性としての人生を楽しむことができるようになるでしょう。

54 ローズゼラニウム
Geranium, Rose

精油の基本情報

精油名	ローズゼラニウム
学 名	*Pelargonium graveolens* L' Hér. ex Aiton 1789
科 名	フウロソウ科
原産地	フランス・南アフリカ
抽出部位	葉、茎
抽出方法	水蒸気蒸留法

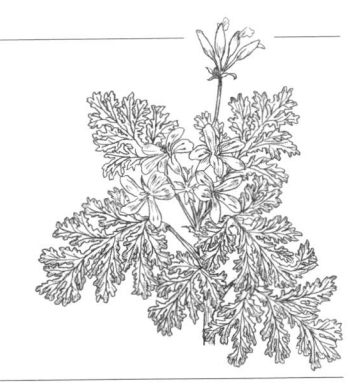

✣──植物としての特徴

高さ約60cmに生育する多年生の低木で、ギザギザした緑の葉をつけ、ピンクや紫色などの美しい花を咲かせます。

この花の姿を見るだけで、女子力が上がります。精油は葉脈や茎の中の油胞から採取され、植物全体からもバラにも似た心地よい魅力的な香りを放ちます。

学名に *Pelargonium rosem* というゼラニウムがありますが、ローズゼラニウムと呼ばれるバラの香りに似ている品質がよいのは、*Pelargonium graveolens* ですので注意しましょう。

✣──精油の特色

バラに似た甘い紅茶のような香りの中に、もったりした草っぽい香りも混じり、ややミントのような香りもします。

✣──精油の安全性

敏感肌を刺激する可能性があります。
ホルモン系の働きを規則的にするため、妊娠中には向きません。

※──主な成分（効能）

シトロネロール……31.63％
　　抗感染作用、免疫向上作用、強壮作用、鎮静作用、筋肉弛緩作用、
　　収れん作用、血行促進作用

ゲラニオール……13.69％
　　抗感染作用、鎮痛鎮静作用、免疫向上作用、強壮刺激作用、
　　皮膚弾力回復作用、収れん作用、弱い局所麻酔作用、胆汁分泌作用、
　　昆虫忌避作用、交感神経の興奮を鎮めイライラを抑える

蟻酸シトロネリル……7.14％
　　抗炎症作用、免疫調整作用、鎮静作用、鎮痛作用、抗痙攣作用、
　　神経バランス回復作用、血圧降下作用

イソメントン……6.06％
　　粘液溶解作用、脂肪溶解作用、瘢痕形成作用、肝臓強壮作用、
　　胆汁分泌促進作用、抗ウイルス作用、抗真菌作用、去痰作用

リナロール……4.72％
メントン……0.52％
その他

　ローズ オットーと同様の成分であるシトロネロールやゲラニオールを多く含み、バラに香りが似ているので、ローズゼラニウムとも呼ばれています。
　高価なバラの香りの偽和剤として使われることも。
　ローズ オットーよりも草っぽい香りが強く、イソメントンの影響で、奥にミントのような香りもします。
　採れる環境や季節によって、ゲラニオールの含有率が上がると香りがトーンダウンし、シトロネロールが多くなると、明るくリフトアップする香りになります。
　女性はこの香りが好きな方が多いですが、ホルモンのバイオリズムによっても好き、嫌いが分かれる香りでもあります。

ローズゼラニウム

54 ローズゼラニウム Geranium, Rose

アロマテラピーの用途

✤──精神的アプローチ

バラよりも身近にフローラルを感じる香りで、幸せの感知度を高め、幸福感をもたらす香りです。不安と鬱を鎮め、精神を明るく高揚させます。不安定な情緒を落ち着かせます。

今ここにいることがなぜか不安で、これといった大きな悩みがあるわけでもないけれど何かが心配だったり、現状に満足できないでいるときに、今ある自分の幸せや満足を見つけるお手伝いをしてくれる精油です。

✤──身体的アプローチ

ホルモン調節作用があり、生理周期を整えたり、血行もよくしますので、PMSの不快な症状を抑えます。

クラリセージ、ラベンダー、ローズなどとブレンドし、腹部、仙骨のトリートメントをするとよいでしょう。静脈瘤やむくみにも効果的です。ペパーミントとも相性がよいのでブレンドして、気になる箇所をトリートメントしましょう。

フェイシャルにも人気です。乾燥肌、老化肌に使用するとよいでしょう。

フェイシャルトリートメント後、血行がよくなり、くすみがとれ、透明感が出ます。

スプレーにして、デオドラントにも使われます。

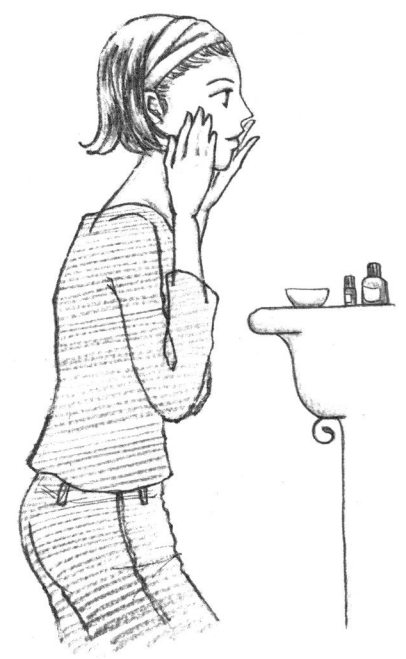

フェイシャルトリートメントでツヤと透明感!

精油の STORY

＊ローズゼラニウムにピッタリなあなたはこんな人

日常の中から幸せを見つける笑顔あふれる少女

　世界中に生育するローズゼラニウム。そのかわいらしい花は街角や住宅の窓辺、花壇、街のウィンドーショッピングの道などを鮮やかな色で飾り、人々の目を楽しませてくれます。

　バラが咲いていると立ち止まって思わず見てしまいますが、ゼラニウムはわざわざ立ち止まって見るほどではありません。当たり前のようにそこにあり、ないと、とっても寂しくなってしまう、私たちの気づかない意識の中に、彩りを自然にもたらしてくれているのです。生命力が高く、環境に適応する育てやすい植物で、花だけでなく葉や茎など、全体に香り成分を蓄えています。

　そんなローズゼラニウムのイメージは、日常に幸せを見つけ、いつもニコニコ笑顔を振りまいている女の子。常に同じテンションが周囲の人々を安心させます。とびきりスペシャルな体験やゴージャスなプレゼントがなくても、日常の何気ない晴天を見ただけで笑顔になってしまうような「幸せキャッチ能力」が高く、幸せに満ちた香りを放ちます。ローズゼラニウムが彼女だったら、小さなサプライズでも期待以上に喜んでくれる彼女に、彼氏は一緒にいるだけで幸せを感じてくれるでしょう。

　同じ生活を送っていても、心のセンサーの働きによって受け止め方が変わります。不満や愚痴が多い人は、不満の感度が高まっている状態。不満ばかり口にしていると、いつの間にか周りから人が離れていってしまいます。そんなとき、ローズゼラニウムの力を借りれば幸せの感度が高まり、自分がハッピーになるものごとに目を向けさせてくれます。ニコニコしている人と一緒にいると、つられて笑顔になり不満がどこかに吹き飛んでしまうのと同じかもしれません。

　精神的な作用だけでなく、乾燥やしわなどを軽減する美肌作用もあります。心と身体の両面から女性の笑顔をサポートしてくれる、かわいくて頼りになる存在です。

55 ローズマリー
Rosemary

精油の基本情報

精油名	ローズマリー
学　名	*Rosmarinus officinalis* L. 1753
科　名	シソ科
原産地	スペイン・クロアチア
抽出部位	葉
抽出方法	水蒸気蒸留法

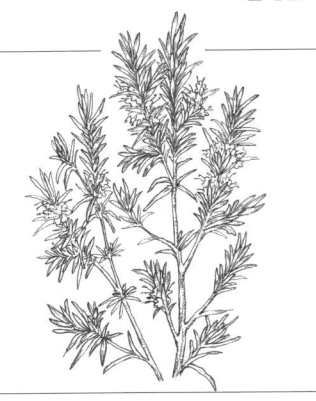

✤──植物としての特徴

地中海沿岸地方を原産地とするシソ科の常緑性低木。冬も変わらぬ緑とすがすがしい香りが特徴です。

草丈1.5m程度の低木で、秋から翌年夏にかけて青、ピンク、白などのかわいらしい花をつけます。葉は針のようにとがってシャープです。

世話をしなくてもどんどん繁殖する生命力をもっています。あまりの繁殖力のすごさに、育てたことを後悔したこともしばしば（笑）。

フランスの野生のローズマリーは、さらに荒々しく生い茂ります。生葉からもすがすがしいシャープな香りがし、肉料理にも使われます。

✤──精油の特色

脳の中をクリアでリフレッシュさせてくれるハーブ調の強い香り。

✤──精油の安全性

高血圧やてんかんの人、妊娠中は使用を控えるべき精油です。

ローズマリーのケモタイプの中ではカンファータイプが一番刺激が強く、シネオールタイプが最も安全に使用できます。

✤──主な成分（効能）

●ローズマリー カンファー
α-ピネン…23.99%
1,8-シネオール…21.84%
カンファー…18.54%
ボルネオール…2.96%

●ローズマリー シネオール
1,8-シネオール…39.93%
カンファー…12.64%
α-ピネン…11.05%
β-ピネン…8.56%
カンフェン…5.02%
β-カリオフィレン…4.78%
ボルネオール…2.65%

●ローズマリー ベルベノン
1,8-シネオール…27.84%
α-ピネン…23.29%
カンファー…9.24%
カンフェン…8.27%
ミルセン…3.79%
ボルネオール…2.96%
ベルベノン…2.61%
酢酸ボルニル…0.60%

●成分の作用：共通

1,8-シネオール　　抗気管支炎作用、去痰作用、抗菌、抗ウイルス作用、
　　免疫増強作用、血行促進作用、知的能力・判断力・理解力を向上させる

α-ピネン　　鬱滞除去作用、空気清浄作用、抗炎症作用、抗感染作用、
　　消炎鎮痛作用、免疫向上作用、抗菌作用、抗肥満作用

カンファー　　脂肪溶解作用、瘢痕形成作用、肝臓強壮作用、筋肉弛緩作用、
　　去痰作用、免疫賦活作用、駆風作用、鎮痛作用抗炎症作用

ボルネオール　　胆嚢機能活性作用、脊椎痙攣緩和作用、筋肉弛緩作用、
　　胆汁分泌促進作用

●ローズマリーベルベノンの特徴成分

ベルベノン　　粘液溶解作用、脂肪溶解作用、肝臓強壮作用、胆汁分泌促進作用、
　　瘢痕形成作用、抗ウイルス作用、抗真菌作用、去痰作用

　ローズマリーは、ケモタイプがあります。シネオール、カンファー、ベルベノンです。
　ローズマリーは、カンファーによる分解作用、シネオールやピネンによる老廃物を流す作用があるため、肩こりや肥満において、老廃物を分解して流すことが期待でき、メジャーな主訴には幅広く対応できます。
　ダイエットを目的とするときには刺激は強いですが効果の出やすいカンファーがいいでしょう。皮膚刺激が一番少なく、呼吸器の浄化を目的にするときにはシネオールがおすすめです。一番ブレンドしやすいのもシネオールの香りです。ベルベノンはマニアックですが、毒性の弱いケトン類である特徴成分のベルベノンを含みます。肝臓強壮作用があり、二日酔いのときや、不摂生が続いたときの、解毒のトリートメントに向いているでしょう。

55 ローズマリー Rosemary

アロマテラピーの用途

✣──精神的アプローチ

中枢神経刺激作用、頭脳明晰化作用、記憶力減退の改善に効果があります。脳の海馬に作用するため、老人ホームの庭に植えられていたりもします。無気力、疲労困憊の人を回復させる力があります。ひらめきや集中が必要なときにも役立ちます。一説では、浄化作用もあり、おでこや百会(ひゃくえ)のツボに塗布すると、マイナスなものから身を守るともいわれています。

✣──身体的アプローチ

血液の循環を促し鎮痛効果もあり、筋肉痛、痛風、リウマチ痛などに効きます。肩こりではおなじみの精油です。脂肪分解作用があるため、肥満、セルライトなどにもいいです。

一つの精油で分解し、流す力がありますので、乳酸や余計な脂肪の分解と流すのが得意ですが、さらに分解を強化するためにスイートフェンネルや、流すのを強化するためにパインなどとブレンドすると、さらによいでしょう。脂質の多い食事をとる人をサポートします。特にベルベノンが期待できます。

また、心臓を刺激し、血圧を高め、貧血や低血圧を改善します。1,8-シネオールを含むため呼吸器のトラブルにもよいです。ユーカリとの芳香浴がおすすめです。

フェイシャルには向きません。収れん作用があるため肌をひきしめる効果があり、シネオールタイプは男性の脂性肌などに使われることはあります。

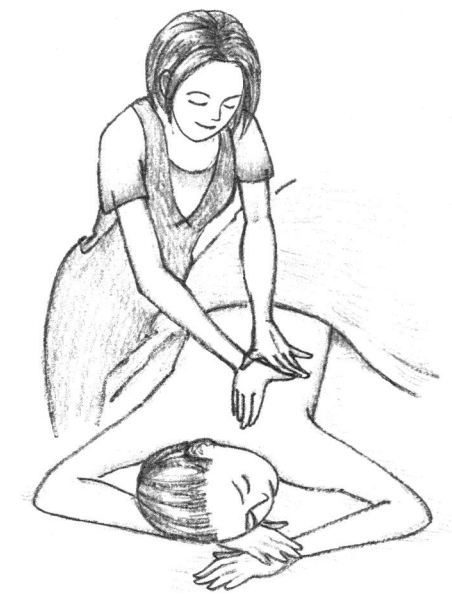

肩甲骨まわりへのトリートメント

精油の **STORY**

＊ローズマリーにピッタリなあなたはこんな人

生徒の能力を最大限に引き出す熱血教師

　頭脳明晰作用が高いローズマリーは、人物に例えるなら「有言実行の熱血教師」。触ると痛いとがった葉、そしてシャープな香りをもちながら、かわいらしい花を咲かせるところから、文武両道で勉強もできてスポーツも万能、男女の分け隔てなく接してくれる中堅クラスの男性教師……そんなイメージを思い起こさせます。

　ローズマリーは脳への血流をよくして中枢神経を刺激し、頭脳明晰作用をもたらし、記憶力を向上させるため、受験前のマストアイテムともいえる精油です。また、よけいなことは脳から追い出し、空いたスペースに新しいアイデアを生む力も起こすひらめきパワーも秘めています。考えが狭くなっている世間ずれした先生とは違い、社会を知り、勉強だけでなく人生を教えてくれる先生です。

　植物としては、非常に繁殖力が強いことが特徴。折れた葉からも根が伸びていくような生命力をもつ非常にパワフルな植物であることから、フットワークの軽さやアクティブな行動力を感じさせます。言うだけで自分は何もやらないのではなく、生徒と一緒に走ってくれる先生です。

　もともと勉強ができて優秀な先生の中には、「できない生徒のことをわかってくれない」という側面があることもありますが、適応能力が高いローズマリーは相手を選ばず、そのパワーを発揮します。平等に愛をもって接し、眠っていたやる気や、個人の能力を伸ばす見極める目と力をもっています。他の精油とブレンドしやすく、お互いのよさを引き出すバランス感覚をもっています。意外にも花の香りとも相性がよく、ゴージャスな花とブレンドすると、クラシカルなイメージをアップさせます。

　覚醒力が高いため、男性に好まれリラックスモードをつくるのはやや苦手ですが、他の精油のもつ力にシャープなキレとパワフルさをもたらしてくれる頼りになる香りです。

おわりに

　私がアロマテラピーに出合ったのはイギリス・ケンブリッジでのスクールでした。ビューティの仕事をしていた中で、「癒し」に興味をもち、その前に住んでいたカナダ・トロントから渡英しました。

　アロマテラピーコースでは60種類以上の精油を学びましたが、何しろ記憶力が悪い上に、専門用語も多く、語学力も足りなかった私。難しい学名、難しい成分、たくさんの薬理効果……、単語カードを駆使しても、本当に理解するまでには並大抵の努力ではなかったです。

　テストでは満点をとれるのに、いざお客様を目の前にすると言葉に詰まって、何も出てきませんでした。

　それでも何とか説明しようとして、こんな失敗をしました。
カウンセリングを行った際、フェイシャルにネロリを使ったクライアントに、
「どうして私にネロリを使ったの?」
と聞かれ、「えっと……ネロリは、お肌によくて、精油の中でも高級な精油なので、ネロリを選びました。」
と言った時の、クライアントの一瞬ゆがんだ顔が、今でも頭に焼きついて離れません。
とっさに聞かれたこともあり、思わずそう答えてしまったということもありますが、高価な精油を使うことがクライアントの望みだったのでしょうか? それは違いますね。クライアントからすると、自分のために選んだことがわかる答えを期待していたのでしょう。

　そのときハッとしたのです。

"私は誰のために選んでいるのか？"

　自分が精油を覚えるために選ぶのではなく、クライアントのために選んでいるという当たり前のことが、セラピストとしてできていなかったことに気づかされました。
　そんな際に、「○○さんってラベンダーっぽいな〜」と思い、実在の人物に例えたら、嘘のように頭に入ってきました。
「そうか、人物に例えて覚えよう！」と思いつきました。
　それから、その精油を使ってトリートメントする度に、クライアント＝香りのイメージという方程式が出来上がっていきました。更年期で冷えが強くて、背中と腰が特に冷たくて、寂しがりやのクライアント。シナモンを中心としたブレンドで体がぽかぽかになって喜んで頂けたときには、このクライアントのお顔が出てきて、シナモンと結びつきました。

　それから私は、クライアントに伝える素敵な言葉を常に考え、「この精油を選択したときにはこう伝えよう！」という魔法の言葉ノートを作り始めたのです。
　もちろん、通じなくて落ち込んだときもありました。
　しかし、自分のために選んでもらっているということがわからずに使ったブレンドオイルでどうして結果が出るでしょうか？　トリートメントの前にこそ、ワクワク期待感が高まる魔法の言葉で、幸せホルモンの分泌を高めておけば、相乗効果が期待でき、トリート

メントの結果を高めることができるのです。

　いつの間にか、ただの道具になってしまいがちな「精油」。精油を愛し、深く理解して素敵に表現し、伝える力を身につけて、もっともっとお客様を幸せにするアロマセラピストになって頂きたいという願いが、この本を書いたきっかけになっています。
　そして、日本に帰国してからも、「選んだ香りを伝える際のプレゼンテーションは、トリートメントを行う技術と同等に大切だ」という考えが、私のスクールの軸となっています。
　IFA国際アロマセラピストの実技試験においても、トリートメント前に選んだ精油の理由を聞かれる口頭質問がありますが、それもとても納得できます。
　ぜひ、この本で得たことを試験の際にも思い出して頂ければ幸いです。

　最後に、この書籍の刊行にあたって大変お世話になりました、BABジャパン代表取締役の東口敏郎様、根気よく打合せを重ね、私の書きたい内容を理解し、考慮してくださった担当編集者の佐藤友香さん、編集作業にご協力頂いたエイエム企画の武笠あい子さん、素敵なイラストを描いてくださったフランス在住の許斐加代子さん、私の本の監修を快く引き受けてくださったロジャー・ルッツ氏、小平悦子先生。
　また、いつも遅くまで頑張ってくれている講師陣やスタッフ、そしていつも私を支えてくれる家族に心から感謝を申し上げます。

太田 奈月

参考文献

『医師がすすめるアロマテラピー』 川端一永著（マキノ出版）

『アロマテラピーを学ぶためのやさしい精油化学』E. ジョイボウルズ 著、E. ジョイ・ボウルズ 原著、熊谷千津 翻訳（フレグランスジャーナル）

『アロマ療法大全』モニカ・ヴェルナー著、ルート・フォン・ブラウンシュヴァイク著、バンヘギ裕美子 翻訳（ガイアブックス）

『プロフェッショナルのためのアロマテラピー』シャーリー・プライス著、レン・プライス 著、川口健夫 翻訳、川口香世子 翻訳（フレグランスジャーナル）

『カラーグラフで読む精油の機能と効用』三上杏平 著（フレグランスジャーナル）

『エッセンシャルオイル図鑑』ジュリア・ローレス 著、武井静代 翻訳（東京アロマセラピーカレッジ）

『アロマテラピー検定公式テキスト2級』『アロマテラピー検定公式テキスト1級』（公益社団法人 日本アロマ環境協会）

太田奈月のスクール講座
アクトインターナショナルスクール
東京校／静岡校

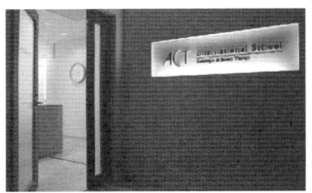

IFA国際アロマセラピスト連盟認定校
(公社)日本アロマ環境協会総合資格認定校
(一社)日本アロマパルファンヌ協会認定校
(一社)日本エステティック協会認定校

　夢も仕事も女性であること、あきらめないをコンセプトに、アロマテラピー・エステティック・調香・食育等、実践に役立つ資格を提供し、女性がいつからでも社会で活躍できる場とその可能性を拡げております。授業内容は、机上論ではなく、生きた理論を提供し、実技においても「サロン」「アトリエ」をシュミレーションした、より実践的な講義を行っております。

説明会随時開催中	スクール無料説明会 IFA国際アロマセラピスト無料説明会 アロマパルファンヌ(アロマ調香師)無料説明会

本誌にも登場する　本物の香りがする
エッセンシャルオイル
グリーンブレス

　フランスの一流パフューマーが厳選したフランスから直送の100％ピュアエッセンシャルオイル、植物の栽培環境、抽出方法、産地にもこだわりぬいたハイクオリティの精油。フランス貴族ご用達香水ブランドの天然香料として使われていたり、一部の精油は英国王室ご用達スイーツに使用されるなど高い安全性も特徴です。

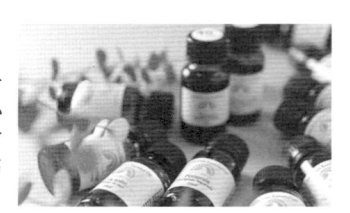

グリーンティパルファンヌ

　アクトインターナショナルスクールは、大変希少性の高い天然緑茶アロマの抽出に成功し、その抽出方法と装置の特許【特許第5493093】を取得しております。また、この天然緑茶アロマをベースに天然のアロマオイルのみをオリジナル調香し、12か月の各月ごとのイメージをデザインした100％天然香水グリーンティパルファンヌ「Green tea」シリーズを誕生させております。

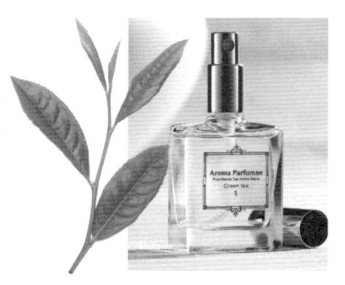

0120-168-066　｜アクト　アロマ｜　｜検索｜　info@ais-shizuoka.com

BOOK Collection

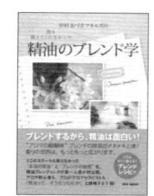

中村あづさアネルズの 誰も教えてくれなかった
精油のブレンド学

精油ブレンドの第一人者が、書籍発刊行。"本当の精油"と"ブレンドの秘密"を明かします! どのスクールも書籍も教えなかった、「精油ってそうだったのか」が満載! 油の物語を知れば、ブレンディングの技術は飛躍的に進歩する。アロマセラピーの初心者からプロのセラピストまで、誰もが読める永久保存版!! すぐに使えるブレンドレシピ付き。

●中村あづさアネルズ 著　●A5判　●212頁　●本体1,500円+税

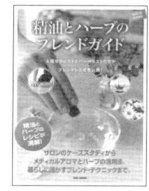

精油とハーブのブレンドガイド

セラピスト編集部特別編集。セラピストやエステティシャンがサロンで調合する精油やハーブのブレンドレシピから、医師や看護師・アロマセラピストが提供するメディカルアロマとハーブのブレンド法、さらに公共の場や家庭で活用できる精油の使い方まで、様々なシーンに対応した精油やハーブのレシピを、詳しく解説。

●セラピスト編集部 編　●B5判　●168頁　●本体1,800円+税

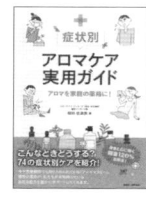

症状別 アロマケア実用ガイド

今や医療機関でも取り入れられている「アロマセラピー」。植物の薬効が、私たちが本来持っている自然治癒力を確かにサポートしてくれます。ダイエット、お肌のシワ・シミ・くすみ、ニキビ、抜け毛、月経不順、拒食等々、症状別に110の臨床例を収録。治療家の資格を持つアロマセラピストが教える実践的ケアです。

●楢林佳津美 著　●A5判　●224頁　●本体1,700円+税

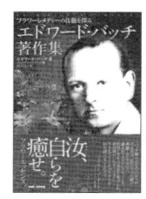

フラワーエッセンスの創始者の代表著作・論文・書簡を初めて一挙公開!
エドワード・バッチ著作集

フラワーエッセンスの偉大なる創始者、エドワード・バッチ博士は、自分の書いたものはほとんど破棄していたため、著作は多く残っていません。本書はその中から主な講演記録や著作物を集めた貴重な専門書です。フラワーエッセンス愛好者やセラピスト必携の一冊です!!

●エドワード・バッチ 著／ジュリアン・バーナード 編／谷口みよ子 訳　●A5判　●340頁
●本体2,500円+税

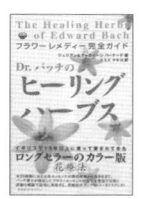

フラワーレメディー完全ガイド
Dr. バッチのヒーリングハーブス

フラワーレメディー完全ガイド。英国で発売以来約15年に渡り愛されてきたロングセラーの日本語版。バッチ博士が発見した38種類のレメディについて豊富なカラー写真と詳細な解説で忠実に再現。レメディーについて／植物の開花時期、エッセンスの作成法、用語集等々、花療法のコンプリート・ガイドブック。

●ジュリアン&マーティーン バーナード 著　●A5変形判　●200頁　●本体2,800円+税

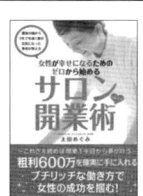

女性が幸せになるためのゼロから始める
サロンしたたか開業術

「仕事だけじゃイヤ!」「でも家庭だけに収まるのもイヤ!」そんなワガママを叶えてくれる粗利600万生活。仕事とプライベートをバランス良く保ちながら、充実した人生を送るための「粗利600万」を確実に手に入れるノウハウのすべて。「プチリッチな働き方で女性の成功を掴む!」

●太田めぐみ 著　●四六判　●189頁　●本体1,300円+税

BOOK Collection

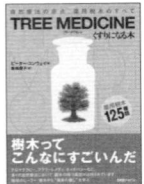

TREE MEDICINE　くすりになる木
自然療法の原点、薬用樹木のすべて

本書はツリーメディシン（薬用樹木）という、日本にはあまり馴染みがないけれど人間の衣食住に深く関わっている樹木の効能について紹介。今話題の「自然療法」。その原点でもある【薬用樹木】についての決定版!!　薬用樹木ガイド付き

●ピーター・コンウェイ 著／飯嶋慶子 訳　●A5判　●352頁　●本体1,500円+税

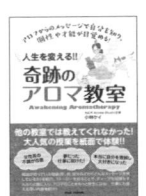

アロマからのメッセージで自分を知り、個性や才能が目覚める!
人生を変える!　奇跡のアロマ教室

精油が持っている物語（形、色、成分などからどんなメッセージを発しているか）を紹介。ストーリーを知ることで、ディープな知識もすんなりと頭に入り、アロマのことをもっと好きになります。仕事にも使える深い内容を紹介!　"最初にこのスクールに出会いたかった"と全国から生徒が通うアロマスクールのレッスンを惜しみなく大公開。次の奇跡体験はあなたの番です!!

●小林ケイ 著　●四六判　●256頁　●本体1,400円+税

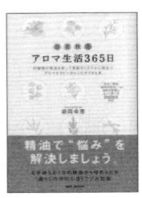

春夏秋冬　アロマ生活365日

「20種類の精油を使って季節のトラブルに役立つアロマセラピーのレシピができる本」　お手持ちの1本の精油から始められる暮らしの中の心身トラブル対策。「5つの方法」、「4グループ20種類の精油」、「5つの身体の部位」の組み合わせから生まれた365以上のアロマレシピを、月のテーマ別に紹介します。

●堀岡幸恵 著　●四六判　●316頁　●本体1,600円+税

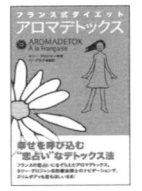

フランス式ダイエット
アロマデトックス

アロマテラピーの第一人者ネリー・グロジャン博士が編み出したユニークでオシャレなダイエット法「アロマデトックス」。フランスの花占いになぞらえつつ、エッセンシャルオイルを使ったナチュラル・メソッドで好みのサイズまでサイズダウンできるデトックスプログラムを紹介します。

●ネリー・グロジャン 著／バーグ文子 訳　●A5変形判　●176頁　●本体1,600円+税

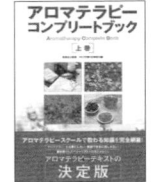

アロマテラピーテキストの決定版!!
アロマテラピーコンプリートブック　上巻

アロマテラピースクールで教わる知識を完全網羅!　アロマテラピーを仕事にしたい、家庭で安全に楽しみたい、愛好家からスペシャリストを目指す方までアロマテラピーテキストの決定版。わかりやすい図版で難解な解剖生理学も克服!　カラーページが約200ページの大ボリューム。

●林伸光 監修　ライブラ香りの学校 編　●B5判　●392頁　●本体5,000円+税

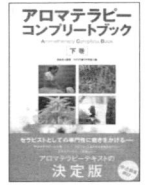

アロマテラピーテキストの決定版!!
アロマテラピーコンプリートブック　下巻

26種の精油について、学名や抽出法、特徴や香りにまつわるエピソード掲載／ボディトリートメントの理論で触れることを多角的に解説／知識に磨きをかける「病理学」と「衛生学」／その他

●林伸光 監修　ライブラ香りの学校 編　●B5判　●344頁　●本体5,000円+税

Magazine

アロマテラピー＋カウンセリングと自然療法の専門誌

セラピスト

スキルを身につけキャリアアップを目指す方を対象とした、セラピストのための専門誌。セラピストになるための学校と資格、セラピーサロンで必要な知識・テクニック・マナー、そしてカウンセリング・テクニックも詳細に解説しています。

- ●隔月刊〈奇数月7日発売〉 ●A4変形判 ●164頁
- ●本体917円＋税 ●年間定期購読料5,940円（税込・送料サービス）

セラピーのある生活

Therapy Life

セラピーや美容に関する話題のニュースから最新技術や知識がわかる総合情報サイト

セラピーライフ 検索

http://www.therapylife.jp

業界の最新ニュースをはじめ、様々なスキルアップ、キャリアアップのためのウェブ特集、連載、動画などのコンテンツや、全国のサロン、ショップ、スクール、イベント、求人情報などがご覧いただけるポータルサイトです。

オススメ
『記事ダウンロード』…セラピスト誌のバックナンバーから厳選した人気記事を無料でご覧いただけます。
『サーチ＆ガイド』…全国のサロン、スクール、セミナー、イベント、求人などの情報掲載。
WEB『簡単診断テスト』…ココロとカラダのさまざまな診断テストを紹介します。
『**LIVE、WEBセミナー**』…一流講師達の、実際のライブでのセミナー情報や、WEB通信講座をご紹介。

スマホ対応　隔月刊 **セラピスト** 公式Webサイト

ソーシャルメディアとの連携
公式twitter「therapist_bab」
『セラピスト』facebook公式ページ

トップクラスの技術とノウハウがいつでもどこでも見放題！

THERAPY COLLEGE

セラピーNETカレッジ

WEB動画講座

www.therapynetcollege.com　セラピー 動画　検索

セラピー・ネット・カレッジ(TNCC)はセラピスト誌が運営する業界初のWEB動画サイトです。現在、150名を超える一流講師の200講座以上、500以上の動画を配信中！すべての講座を受講できる「本科コース」、各カテゴリーごとに厳選された5つの講座を受講できる「専科コース」、学びたい講座だけを視聴する「単科コース」の3つのコースから選べます。さまざまな技術やノウハウが身につく当サイトをぜひご活用ください！

目的に合わせて選べる講座を配信！
〜こんな方が受講されてます〜

月額2,050円で見放題！
219講座599動画配信中

- パソコンでじっくり学ぶ！
- スマホで効率よく学ぶ！
- タブレットで気軽に学ぶ！

『アート』と『サイエンス』の
両面から深く学び理解する
香りの精油事典

Encyclopedia of essential oil fragrance

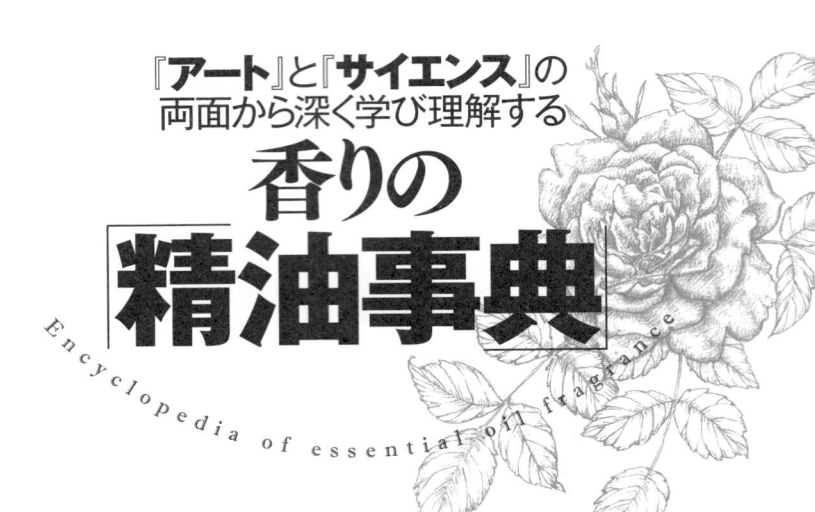

2014年6月20日　初版第1刷発行
2021年2月20日　　　第4刷発行

著　者　太田奈月　　**発行者**　東口 敏郎
発行所　株式会社ＢＡＢジャパン
　　　　　〒151-0073 東京都渋谷区笹塚1-30-11 中村ビル
　　　　　TEL　03-3469-0135　　　　　FAX　03-3469-0162
　　　　　URL　http://www.bab.co.jp/　　E-mail　shop@bab.co.jp
　　　　　郵便振替 00140-7-116767
印刷・製本　大日本印刷株式会社
©act2014　　ISBN978-4-86220-841-5 C2077

※本書は、法律に定めのある場合を除き、複製・複写できません。
※乱丁・落丁はお取り替えします。

■ Cover Designer ／梅村昇史
■ Illustration ／許斐加代子
■ Design ／梅村昇史
■ Special Thanks ／武笠あい子